W0229437

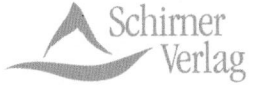

Christof Steinhauser

Du wirst nicht älter, sondern besser

Das Geheimnis der Junggebliebenen

Ein einzigartiges mentales und spirituelles

ANTI-AGING-PROGRAMM

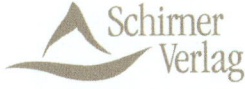

Schirner
Verlag

Die Ratschläge in diesem Buch sind sorgfältig erwogen und geprüft. Sie bieten jedoch keinen Ersatz für kompetenten medizinischen Rat, sondern dienen der Begleitung und der Anregung der Selbstheilungskräfte. Alle Angaben in diesem Buch erfolgen daher ohne Gewährleistung oder Garantie seitens des Autors oder des Verlages. Eine Haftung des Autors bzw. des Verlages und seiner Beauftragten für Personen-, Sach- und Vermögensschäden ist ausgeschlossen.

ISBN 978-3-8434-1288-9

Christof Steinhauser:
Du wirst nicht älter, sondern besser
Das Geheimnis der Junggebliebenen
Ein einzigartiges mentales und
spirituelles Anti-Aging-Programm
© 2017 Schirner Verlag, Darmstadt

Umschlag: Silja Bernspitz, Schirner,
unter Verwendung von #144413839
(© Dynamicfoto), #425717638 (© sirirak
kaewgorn), www.shutterstock.com
Layout: Silja Bernspitz, Schirner
Lektorat: Kerstin Noack, Schirner
Printed by: Ren Medien GmbH, Germany

www.schirner.com

1. Auflage Februar 2017

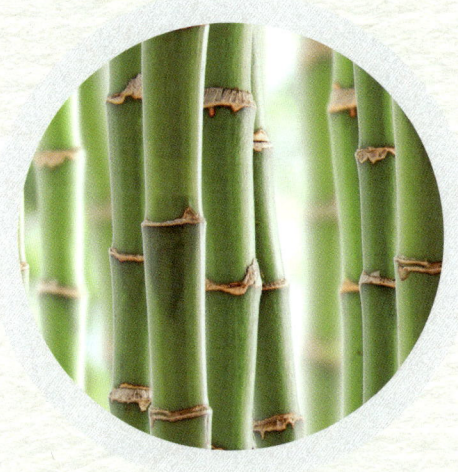

Jung bleibt, *wer*
Körper, Geist und Seele nährt
und in seinem Herzen
das Feuer für große Taten
der Zukunft behütet.

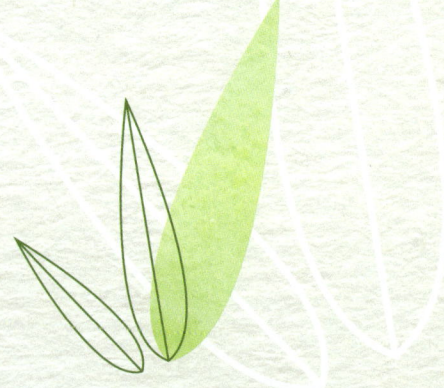

Die Grundlagen für erfolgreiches Anti-Aging

Ihr persönliches Anti-Aging-Programm

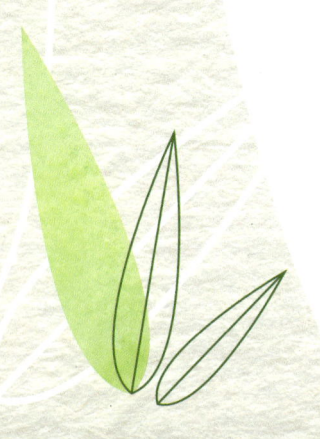

Übungen für Ihren Alltag

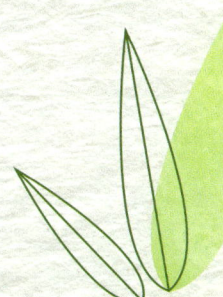

Herzlichen Glückwunsch – Sie haben es geschafft!

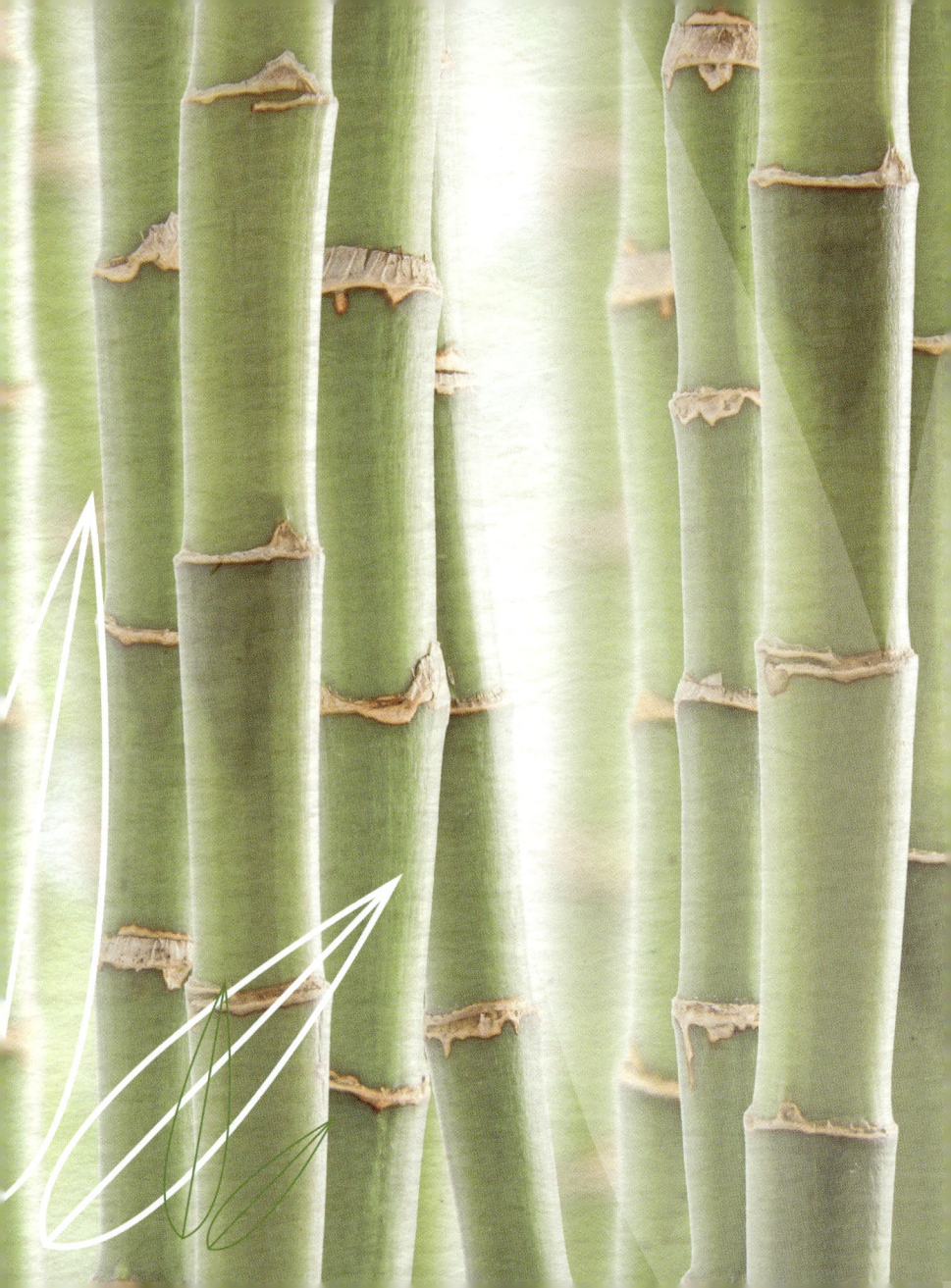

Die Grundlagen für erfolgreiches Anti-Aging

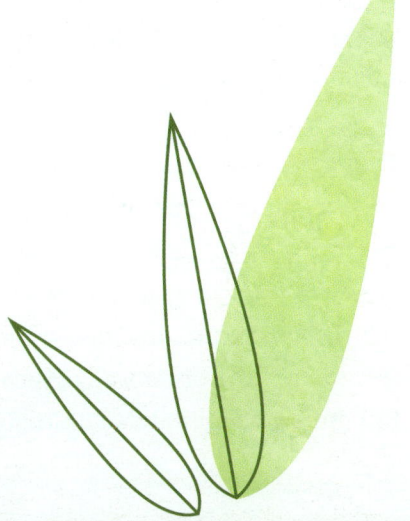

Die Erzählung von der geheimnisvollen Schriftrolle

Vor etwa 1000 Jahren lebte im nördlichen China in der Provinz Hebei der schon etwas in die Jahre gekommene Philosoph Meng. Viele chinesische Namen haben eine bestimmte Bedeutung. »Meng« steht für »wild und kämpferisch«. Meng war trotz seiner bereits ergrauten Schläfen mit 48 Jahren natürlich alles andere als alt und dank seines Berufes als Gelehrter auch recht weise. Allerdings konnte er sich nicht damit abfinden, dass er – einst einer der hübschesten und begehrtesten Jünglinge in seiner Provinz – nun äußerlich sichtbar »welkte« und sein Elan und seine Lebenskraft bereits spürbar nachließen. Auch machte sich schon vermehrt das eine oder andere körperliche »Zipperlein« bemerkbar. Dennoch schaute Meng immer noch gerne den hübschen jungen Frauen nach. Ja, er war schon immer ein Herzensbrecher gewesen, allerdings hatte er die Partnerin fürs Leben bisher noch nicht finden können.

Nun geschah es eines Tages, dass sich Meng in die bezaubernde, 20 Jahre jüngere Jiao, Tochter eines reichen Fabrikanten, verliebte. Er lernte Jiao auf dem Neujahrsfest kennen. Sie hatte schönes langes, schwarzes Haar und ein zartes, freundliches Gesicht, in dem sich Lebensfreude, Intelligenz und jugendliche Wildheit widerspiegelten. Ihr Körper war zierlich und doch mit verführerischen Rundungen ausgestattet. Für Meng war es Zuneigung, wenn nicht sogar Liebe auf den ersten Blick. Beide saßen mit 18 weiteren Gästen an der anlässlich der Feierlichkeiten schön geschmückten Tafel in einem festlichen Saal. Schon frühzeitig fiel Meng die ihm gegenübersitzende junge Schönheit auf, und er versuchte immer wieder, mit einem freundlichen Lächeln den einen oder anderen innigen Blick von ihr zu erhaschen. Allerdings saß Jiao zwischen den beiden jungen Männern Cai und Li. Diese waren im ähnlichen Alter wie Jiao, also um die 28, und erzählten ihrer Tischnachbarin angeregt von ihrem letztjährigen gemeinsamen Tanzauftritt in der Hauptstadt Peking. Jiao schienen junge männliche Tänzer zu faszinieren. Besonders zu Cai, der rechts von ihr saß, fühlte sie sich sichtbar hingezogen. Meng merkte gleich, dass er nicht »die besten Karten« für eine Kontaktaufnahme hatte.

Was aber macht ein Mann, der völlig hingerissen von einem wunderbaren Wesen ist, doch schon kraft seines Alters und Äußeren einen klaren Wettbewerbsnachteil gegenüber diesen vor Energie strotzenden Burschen hat?

Nun, Meng hatte die zündende Idee nicht parat. Doch wollte er zumindest seinem Kämpferherzen wieder einmal Ehre erweisen und wartete ab, bis nach dem Abtragen der Speisen die Musik zu spielen begann und die beiden Männer den Tisch verließen. Sie mussten los, um sich für die Festeinlage vorzubereiten, den traditionellen Löwentanz. Das war seine Chance! Meng sprach sich

Mut zu, erinnerte sich kurz an eine seiner früheren erfolgreichen Kontaktaufnahmen, erhob sich von seinem Platz und nahm direkten Kurs auf Jiao.

Es kam jedoch anders als zu seiner Blütezeit: Das einstige Selbstbewusstsein, das von seinem guten Aussehen, seinem Charme und seiner charismatischen Persönlichkeit herrührte, schien wie weggeblasen. Leider fürchtete Meng den Alterungsprozess und trug schon länger den Glaubenssatz in sich, dass es bereits in seinem Alter abwärts ginge und die Chancen gegenüber dem weiblichen Geschlecht rapide sinken würden. Daher fehlten ihm jetzt die passenden Worte. So stammelte er zu Jiao etwas wie: »Schöner Abend heute, nicht wahr? Schade, dass ich nicht mehr tanzen kann.«

Darauf folgte, getragen von einer etwas mitleidsvollen Stimme, die Bemerkung: »Ja stimmt. Haben Sie denn Beschwerden, alter Mann?«

Meng schluckte und glaubte zuerst, nicht richtig gehört zu haben. Doch dieser Satz sollte schließlich der Auslöser sein, der ihn veranlasste, seine Lebensführung grundlegend zu ändern.

Ohne ein Wort wandte sich Meng von Jiao ab und ging nach Hause. Die Strecke war kurz und Meng am Boden zerstört. Auf dem Weg sagte er laut und eindringlich zu sich selbst: »Jetzt reicht es! Ich werde nochmals richtig durchstarten und versuchen, in meinem Denken und Handeln wieder so zu werden, wie ich in meinen besten Zeiten als junger Kerl war! Dies will ich mit meinem Äußeren und meinem ganzen Verhalten ausstrahlen. Dabei will ich meinen Körper durch gezieltes Training verjüngen und so wieder anziehender auf Frauen wirken. Zudem möchte ich spirituell wachsen, um innerlich stärker zu werden und wieder selbstbewusst und aufrecht durchs Leben zu gehen. Ich war und ich bin ein Kämpfer!«

Doch was war die Lösung? Es musste sicherlich mehr getan werden, als mit Kräutern, Salben und etwas Gymnastik nur die äußere Fassade aufzupolieren oder gelegentlich eine meditative Übung durchzuführen. Welche Möglichkeiten gab es für Meng, um den Alterungsprozess ganzheitlich zu bremsen oder gar umzukehren und vor allem einiges von seiner jugendlichen Lebenskraft und Leidenschaft zurückzugewinnen?

Noch hatte er keine klare Vorstellung. Sein Drang, eine Lösung zu finden, war jedoch aufgrund seines Schlüsselerlebnisses riesig. In den folgenden Nächten konnte Meng nur stundenweise schlafen. Nach einer Woche beschloss er, sich, nur mit einem großen Kanister Wasser, einer Decke, einer Petroleumlampe und etwas Schreibzeug versorgt, auf eine zweiwöchige Meditation in die Berge zu begeben. Meng war getragen von der Hoffnung, in der Einsamkeit den Kopf frei von bohrenden Gedanken zu bekommen und die richtige Eingebung zu erhalten.

Zwölf Tage verbrachte er in Einsamkeit. Am 13. Tag hatte er immer noch nicht die erleuchtende Idee und litt in seiner Höhle unter der Kälte der Jahreszeit. Schon wollte er verzweifelt aufgeben, als es in der letzten Nacht geschah:

Später konnte Meng nicht mehr sagen, ob er sich in einem tiefen meditativen Zustand befunden hatte oder ob alles ein Traum gewesen war: Vor seinem geistigen Auge erschien ein großes Stück auseinandergerollter Papyrus. Die Überschrift darauf lautete: »Das Geheimnis der Junggebliebenen — die Schriftrolle für immerwährende Jugend«. Darunter folgten in poetisch anmutenden Sätzen Texte, Gesetze und Prinzipien, die man sich aneignen sollte, um die schädliche Fixierung auf das Alter zu verlieren und sich auf Jugend, Gesundheit, Lebensfreude und Erfolg zu programmieren. Aufmerksam las Meng die Weisheiten und Handlungsimpulse.

Als er aus seinem schlafähnlichen Zustand erwachte, befand er sich in einem lange nicht mehr erlebten Glückszustand. Nun endlich kannte er das Geheimnis ewiger Jugend! Besonders erstaunte es ihn jedoch, dass er den Text der geheimnisvollen Schriftrolle noch immer vollständig im Kopf hatte. Sofort machte er sich daran, diesen niederzuschreiben. Dann ging er hoch motiviert und gut gelaunt ins Tal zurück.

Wieder zu Hause befasste er sich gleich am nächsten Morgen mit seiner Niederschrift und war von den ausdrucksstarken Sätzen derart begeistert, dass er sie am Abend nochmals las, diesmal jedoch laut. Das Lesen dauerte nur etwa 10 Minuten. Er wiederholte es in den nächsten Tagen, weil er merkte, wie die regelmäßige Beschäftigung mit der Schriftrolle ihn motivierte und diese allmählich Teil seines Denkens und Handelns wurde. Auch schien es ihm, als ob sie auf magische Weise bereits in seinem Inneren wirkte und seine Einstellung zu verschiedenen Themen positiv veränderte. Zudem verspürte er einen seit langer Zeit nicht mehr dagewesenen Tatendrang. Für Meng war dies ein klares Zeichen dafür, dass die kraftvollen Texte auch eine starke Wirkung auf sein Unterbewusstsein hatten.

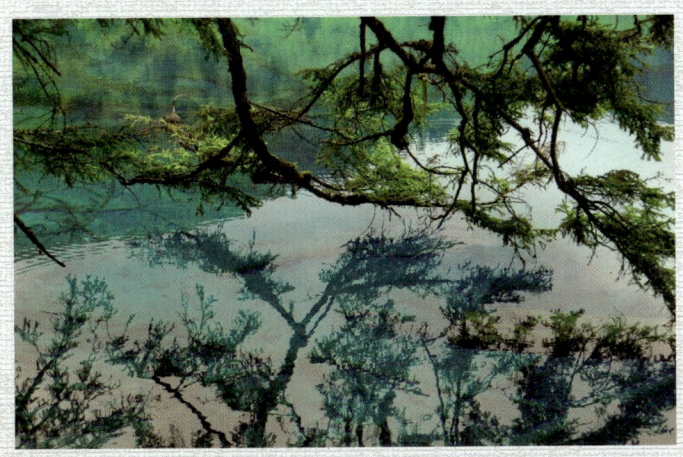

Von nun an las er die Schriftrolle kontinuierlich zweimal am Tag, wandte ihre Lehrsätze ständig an und hatte das Gefühl, dass die Umsetzung seine Lebenslust enorm belebte und sich in ihm offenbar auch eine völlig neue, positive Ausstrahlung aufbaute. Dies bestätigten diverse Komplimente seiner Freunde, die von seiner plötzlichen Spritzigkeit angetan waren.

So baute er nach 10 Jahren erstmals wieder regelmäßige sportliche Aktivitäten in seinen Wochenablauf ein und begann, die chinesische Kampf- und Bewegungskunst Taijiquan zu lernen. Ja, Meng hatte das Gefühl, dass sein Körper regelrecht um neue Aufgaben bettelte und ihm jede Fitnessübung mit einem großartigen Gefühl des Wohlbefindens und der Zufriedenheit dankte.

Als Teil des Taijiquan-Unterrichts praktizierte er zudem eine Standmeditation. Diese einfache und doch sehr effektive Übung führte schon nach relativ kurzer Zeit dazu, dass sich in ihm zunehmend Gelassenheit, Ruhe und ein angenehmes Gefühl der Energie und Lebendigkeit aufbauten.

Das Beste für Meng war jedoch, dass er nur sechs Wochen nach Eingebung der Schriftrolle durch Zufall in einem Lebensmittelladen wieder auf Jiao traf, welche gerade sichtlich gut gelaunt und mit einem Lächeln auf dem Lippen das Geschäft verlassen wollte. Dieses Mal begegnete er ihr wie von einer mächtigen Hand geführt aus voller Natürlichkeit heraus mit beherzten Worten – fast wie zu seiner besten Zeit – und einem von einem Lächeln getragenen: »Heute ist wohl mein Glückstag! Dieses sympathische Lächeln kenne ich doch noch. Schön, Sie wiederzusehen, können Sie sich noch an das tolle Neujahrsfest erinnern?«, und erweckte gleich ihre Aufmerksamkeit. Nun begannen beide, Erinnerungen auszutauschen, und Meng sagte Jiao, dass er beim nächsten Mal nicht mehr die Gelegenheit versäumen würde, sie um einen Tanz zu bitten. Er hatte seine früheren Knieprobleme dank Ausübung des Taijiquan überwunden und plante nun, seinem ehemaligen Hobby, dem Tanzen, wieder aktiv nachzugehen. Ihm gelang es, durch sein sprühendes und energiegeladenes Handeln innerhalb kurzer Zeit Sympathie und Neugierde bei Jiao aufzubauen. Meng interessierte sich sehr für ihr Befinden, und sie schien ebenfalls mehr über Meng erfahren zu wollen, da sie sich zu Männern mit Persönlichkeit und klaren Zielen sehr hingezogen fühlte. Kaum zu glauben, der erste Funke war übergesprungen! Sie gingen zusammen in eine Teestube und unterhielten sich, als ob sie schon lange Zeit Freunde gewesen wären. Jiao war hingerissen von Mengs Ausstrahlung, seiner spürbaren Lebensenergie, seinen Ideen, Zielen und seinem Tatendrang. Meng war wieder ein gutes Stück der junge wilde Verführer geworden, mit einem strahlenden Äußeren und – dank seiner Jahre – mit großer Weisheit. Zwischen den beiden entstand eine tiefe Beziehung. Ein Jahr später heirateten sie.

Aus Dankbarkeit für diese erstaunlichen Ereignisse und den so positiven Wandel in seinem Leben schrieb Meng die Schriftrolle später ein weiteres Mal auf, um sie einem seiner besten Freunde zu schenken, der etwas älter und von chronischem Trübsinn geplagt war. Meng war überzeugt, dass er zahlreichen Menschen helfen könnte, wenn er die Schriftrolle weiterreichen würde. Er würde ihnen ermöglichen, auch in fortgeschrittenem Alter zu einer positiven Lebenseinstellung zurückzufinden, der Grundhaltung junger Menschen, verbunden mit deren geistigen Stärke und körperlichen Gesundheit, und darüber hinaus mit der Erfahrung und Reife des Alters. Er wusste, da er es an sich selbst erfahren hatte: Die vorherrschende Denkweise und die daraus resultierenden Handlungen entscheiden maßgeblich über Lebensfreude, Vitalität und die eigene Wirkung auf die Umwelt.

Und nun, lange nach der ersten Überlieferung und Weitergabe der Schriftrolle, halten Sie mit diesem Buch das Geheimnis für immerwährende Jugend in Ihren Händen.

Sie werden rasch erfahren, wie Sie es auf Ihr Leben anwenden und sich mit geringem Aufwand auf eine neue, vielleicht schon viele Jahre nicht mehr dagewesene Frische und Lebenskraft programmieren können.
Und falls Sie noch jung sind, können Sie mit diesem Buch erst recht zu Gesundheit, Liebe, Zufriedenheit, wachsendem Wohl-

stand und tiefer Erfüllung gelangen und all dies noch intensiver genießen.

Da ich Ihnen mit diesem Anti-Aging-Training einen mentalen und spirituellen Ansatz anbiete, habe ich für Sie in Ergänzung zur meditativen Methode des Beobachtens, die in der Schrift-rolle beschrieben ist, noch etwas Besonderes eingebaut: die äu-ßerst wirkungsvolle Praxis der Standmeditation, die Meng auch ausführte. Genannt wird sie auch »Stehende Säule«, beschrieben von dem großartigen Taijiquan-Lehrer Dietmar Stubenbaum.[1] Sie finden sie im Kapitel »Übungen für Ihren Alltag« (ab S. 100). Danach ist mit der Übung »Meine neue Jugend und Schönheit« (S. 115) eine weitere energetische Möglichkeit der Verjüngung be-schrieben. Mit meiner persönlichen Lieblingsübung »Ganzheit-liche Soforterneuerung« (S. 120) möchte ich Ihnen schließlich eine äußerst wirkungsvolle, regulierende und energetisierende Methode anbieten, die Sie nahezu überall und in jeder Situation durchführen können.

....

1 Diese Trainingsmethode wurde ursprünglich von den alten Daoisten Chinas ca. 500 v. Chr. zur Förderung der Gesundheit entwickelt. Später wurden ver-schiedene Formen daraus für die inneren Kampfkünste wie etwa Taijiquan ab-geleitet. Diese Kampfkünste sind dadurch charakterisiert, dass sie ihre Effekti-vität aus innerer Energie und Verbundenheit beziehen und die Praktizierenden auch in hohem Alter ihre Kampfkraft bewahren. Die Praxis der Stehenden Säule hat auch ohne die Ausübung einer solchen Kunst vielfältige positive Auswirkun-gen auf Körper, Geist und Seele. In China wird sie traditionell als eine Übung zur Lebensverlängerung, Verjüngung und zum Erhalt der Gesundheit angesehen und sogar als Therapie in Kliniken eingesetzt.

Beide Dimensionen zusammen, die vorwiegend mentale über die Schriftrolle und die ergänzende spirituelle, in Form der meditativen und energetischen Praktiken, haben das Potenzial, Sie in ungeahnte Höhen zu tragen. Mit Sicherheit jedoch werden Sie bald feststellen, dass das Älterwerden auf einmal mit wachsender Zufriedenheit verbunden ist. Ängste verlieren sich, und Sie werden auch im Alltag immer besser in positiver Energie verwurzelt bleiben.

Die Zeit läuft – so handeln erfolgreiche Junggebliebene

Denken Sie gelegentlich an spannende Momente Ihrer Jugend, vielleicht an den ersten Kuss, Ihre erste große Liebe, den Einzug in die erste eigene Wohnung, Ihre bestandene Fahrprüfung oder Ihren ersten Tag in der Arbeit? War das nicht eine gute und intensive Zeit? Und vor allem verging sie damals noch nicht so schnell!

Und wie sieht es heute aus? Ein Geburtstag jagt den anderen, ein Dienstjubiläum folgt dem letzten. Schon sind wieder fünf Jahre im Arbeitsleben vergangen. Sie staunen nur so. Sie überlegen vielleicht: »Vor wie vielen Jahren habe ich die Schule verlassen?« Und stellen fest: »Das ist gefühlt doch noch gar nicht so lange her. Und in wenigen Monaten haben wir schon das nächste runde Klassentreffen?«

Roger, mein langjähriger Schulfreund, der schon zum dritten Mal in Folge dieses allgemeine Wiedersehen mitveranstaltet, hat mir vor Kurzem den baldigen Termin der 30-jährigen Abiturfeier mitgeteilt. Unglaublich! Nachdem ich viele Einzelheiten und lustige Augenblicke der letzten Male noch in guter Erinnerung habe, kommt mir die schnelle Abfolge der Treffen beinahe vor wie die Ereignisse in einem Film. Mit dem einzigen Unterschied, dass im Laufe der Aufführung desselben Streifens die Darsteller zusehends älter geworden sind.

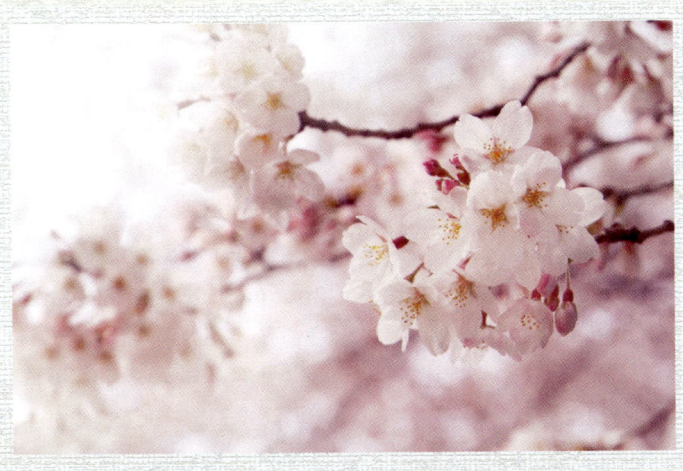

Jawohl, die Zeit vergeht spürbar wie im Fluge, mit zunehmendem Alter immer noch schneller. Ehe man sich versieht, ist wieder ein Jahr vorüber. Haben Sie schon mal darüber nachgedacht, woran das liegen könnte? Befragte Psychologen liefern teils unterschiedliche analytische Auslegungen. Marc Wittmann vom Institut für Grenzgebiete der Psychologie und Psychohygiene in Freiburg bezieht sich auf die subjektive Wahrnehmung, die vom Gedächtnis bestimmt wird. Seine Studie besagt, dass einem der Ablauf der Zeit im Nachhinein umso schneller vorkomme, je weniger Neues man erfahre oder erlebe, da sich dann das Gedächtnis weniger einprägen müsse und sich die gefühlte Zeit verkürze.[2] Dies könnte eine Erklärung sein, denn mit zunehmendem Alter lassen ja die Aktivitäten gewöhnlich nach. Im anderen Falle, also bei einer Zunahme der Aktivitäten, könnte man die gefühlte Zeit verlangsamen. Spricht somit nicht schon diese Erkenntnis für neue spannende Aktivitäten auch im fortgeschrittenen »chronologischen«[3] Alter?

Aber ist es nicht eigentlich auch egal, welche Theorie nun stimmen mag? Sollten wir uns nicht besser bewusst die Frage stellen, ob die uns rasch durch die Finger gleitende Lebenszeit nicht Ansporn genug ist, jetzt, morgen und auch noch in 20 Jahren oder

2 Quelle: ZEIT Wissen, Ausgabe 5/2014

3 Das chronologische Alter bezeichnet das Alter eines Individuums als reine Zeitangabe. Hingegen wird das biologische Alter eines Individuums gemessen an dessen körperlichem und geistigem Zustand.

danach die vielfältigen Chancen des Lebens bestmöglich auszuschöpfen? Damit meine ich natürlich nicht, sich hauptsächlich Vergnügungen hinzugeben, sondern fortwährend in persönliches Wachstum zu investieren und die hieraus resultierenden Möglichkeiten mit Freude anzunehmen und zu nutzen.

Ich spreche hier über eine Entwicklung in der inneren und der äußeren Welt. Auf der inneren, geistigen Ebene ist es der spirituelle Fortschritt, im äußeren Bereich sind es die auch für andere sichtbaren Erfolge. Ist ein gesundes Gleichgewicht hergestellt, bezeichne ich dies als »Inside-Outside-Balance«.

Macht es nicht Sinn, diese Ausgewogenheit zu kultivieren, um uns auf diesem schönen Planeten bis ins hohe Alter geistig, seelisch und körperlich gesund zu halten, um auch dann noch unser Dasein erfolgreich und in Würde genießen zu können? Wann ist der beste Zeitpunkt, damit anzufangen?

Natürlich genau in diesem Augenblick, denn wer heute nicht bereit ist, sein Leben in die Hand zu nehmen, wird es am morgigen Tag auch nicht tun! Sollten Sie sich in dieser Aussage wiedererkennen, so ist dies im Moment nicht weiter schlimm, denn schon bald werden Sie eine neue Einstellung dazu haben. Das folgende Zitat von Edward Young könnte Sie dabei leiten: »Aufschub heißt der Dieb der Zeit.«

Wer zu lange mit vorausschauenden Maßnahmen für eine gelungene zweite Lebenshälfte wartet, den bestrafen häufig frühzeitig körperliche oder psychische Leiden. Eines lässt sich jedoch ganz ungeachtet aller potenzieller Altersbeschwerden feststellen: Ewig jung und attraktiv zu bleiben und das Älterwerden möglichst lange hinauszuzögern, das wünscht sich im Grunde jeder. Dieses Bedürfnis begleitet den Menschen, solange es ihn gibt, und mehr und mehr ist er bereit, für die Befriedigung dieses Verlangens etwas zu tun. Hieraus hat sich in den letzten Jahren ein regelrechter Anti-Aging-Boom entwickelt. Viele Menschen befassen sich heute aktiv mit diesem Thema, denn Jugendlichkeit und attraktives Aussehen werden mit Überlegenheit und Unabhängigkeit verknüpft und allgemein als Attribut einer starken Persönlichkeit gesehen. Insbesondere Wellness-Produkte haben Hochkonjunktur.

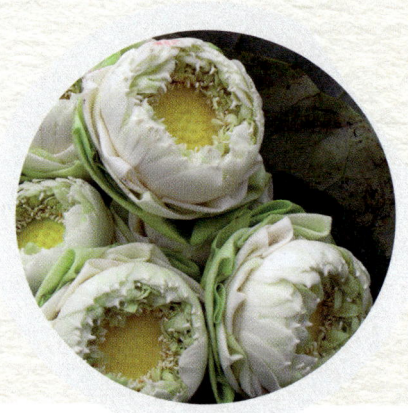

Doch der Versuch, das eigene biologische Alter hauptsächlich über Vitalstoffe oder rein äußerlich zu verjüngen, ist nur ein bescheidener Ansatz einer erfolgreichen Anti-Aging-Strategie. Wie geht man intelligent und vor allem ganzheitlich vor? Genau das erfahren Sie in diesem Buch.

Wie sieht es bei Ihnen aus? Vergleichen Sie doch einmal – bei einer heute durchschnittlichen Lebenserwartung von 80 Jahren – Ihre eigene noch vor Ihnen liegende Lebenszeit mit Ihrer bereits gelebten Zeit. Sind es noch mehr Jahre, die Ihnen verbleiben, als Sie bereits hinter sich haben? Wie ist Ihnen zumute, wenn Sie sich Ihre verbleibenden Erdenjahre vorstellen? Finden Sie auch, dass die Zeit nur so davonläuft? Oder haben Sie das befriedigende Gefühl, dass in Ihnen mit zunehmendem Alter möglicherweise etwas Großartiges wächst, vielleicht die Anzahl Ihrer erreichten Lebensziele oder Ihre spirituelle Dimension?

Warum diese Überlegung, fragen Sie? Nun, dies war nur ein kleiner Selbsttest, damit Sie sich bewusst werden, wo Sie gegenwärtig stehen. Leider ist es nämlich so, dass spätestens ab einem Alter von etwa 45 bis Anfang 50 immer mehr Menschen dadurch in eine Midlife-Crisis fallen, dass sie im Rahmen eines veränderten Zeiterlebens Überlegungen zu Ihrer Existenz anstellen. Auf einmal wird ihnen bewusst, wie schnell die vor ihnen liegenden Jahre im Verhältnis zu den bereits erlebten dahinschrumpfen.

Diese Erkenntnis ist häufig mit Unzufriedenheit über das bisher privat und beruflich Erreichte bis hin zu einer tiefen Sinnkrise verbunden. »War's das schon? Ist die beste Zeit meines Lebens nun abgelaufen?«, fragen sie sich.

»Möglicherweise ja«, ist die schmerzliche Antwort, wenn diese Personen nicht sofort aus eigener Kraft oder durch einen Coach ihr Leben in die Hand nehmen.

»Ganz im Gegenteil«, würde ich sagen, wenn sie noch rechtzeitig aufwachen und erkennen, welches die Schritte für eine erfolgreiche Umkehr dieser Entwicklung sind.

Selbstverständlich liegt es an jedem Menschen selbst, ob er sich mit einer solchen Situation bzw. den damit verbundenen psychischen Problemen abfinden möchte, etwa mit der Einstellung: »Es ist halt so, und den meisten anderen geht es in diesem Alter auch nicht besser«, oder ob er proaktiv dem Alterungsprozess entgegenwirken oder möglicherweise sogar ein großes Stück seiner geistigen und körperlichen Jugend zurückgewinnen möchte.

Ja, Sie haben richtig gelesen: Man kann sich seine ehemalige Frische und körperliche Vitalität weitgehend zurückholen. Die oben genannten psychischen Zustände nisten sich auf diese Weise gar nicht erst ein, und dass Sie mit 65 Jahren noch die Beweglichkeit eines Kindes haben, ist durchaus auch möglich. Wenn Sie mir dies nicht glauben, dann lade ich Sie ein, einmal eine Taijiquan-

Vorführung zu besuchen und alte Meister dieser Kampfkunst zu beobachten, die sich noch mit 80 Jahren elegant wie Katzen bewegen und mit ihrer schönen Bewegungsform und einer unglaublichen Ausstrahlung die Zuschauer begeistern.

Reihen Sie sich also selbst ein in die Klasse dieser charismatischen und sportlichen Best Ager. Die Leute spüren dann Ihre starke Lebenskraft, bewundern Sie und sagen, wenn sie Sie schon länger nicht mehr gesehen haben, so etwas wie: »Unglaublich. In den vielen Jahren hast du dich kaum verändert. Du bist ja immer noch der Alte!« oder »Hey, du siehst bestens aus. Dir scheint es ja richtig gut zu gehen, wie machst du das nur?« Sie lächeln entspannt und entgegnen mit einem Augenzwinkern: »Ich bin ja auch erst 55 und werde nicht älter, sondern jeden Tag besser.« In der Fachwelt würde man sagen: Ihr biologisches Alter liegt erkennbar weit unter Ihrem chronologischen Alter. So kann man auch mit 80 Jahren noch die mentale Fitness und körperliche Konstitution eines 50-Jährigen haben.
Sie fragen mich, ob das nicht doch etwas zu viel versprochen ist? Nein, denn wie Sie eine geistige und in Folge auch körperliche Verjüngung auf einfache und doch effektive Weise erreichen können, erkläre ich Ihnen gleich. Und ich verrate Ihnen, wie Sie dabei ganz nebenbei das in Ihnen schlummernde Potenzial voll entfalten.

Ich persönlich hatte das Glück, dass ich schon in meiner Jugend den inneren Drang hatte, mich intensiv mit Büchern zur Selbstverwirklichung zu befassen, um mein Leben in eine spannende und erfolgreiche Richtung zu steuern. Während meine Freunde auf Partys waren, formulierte und gestaltete ich aktiv meine Zukunft und verschlang die damals vergleichsweise knappe am Markt erhältliche Literatur. Außerdem interessierte ich mich bereits mit 14 Jahren für Kampfsport, damals Karate, weniger um überlegen bei Rangeleien auf dem Schulhof aufzutreten, sondern weil ich Kampfsport frühzeitig als wertvolle Methode zur Entwicklung von Persönlichkeit und Kampfgeist im Leben verstand. Während meiner 20-jährigen Karatepraxis eignete ich mir insbesondere bei Wettkämpfen die Gabe an, auch Niederlagen einzustecken und dafür mit Erfahrung gestärkt aus diesen Situationen hervorzugehen. Infolge dieser Umstände begann ich, mich zusätzlich intensiv mit meditativen Techniken zu beschäftigen, die auch in herausfordernden Alltagssituationen jederzeit geistige Ruhe und Harmonie hervorbringen können. So stieg ich mit Reiki und Qigong und später Quantenheilung erstmals mit 26 Jahren in die Welt der energetischen Künste für Heilung und Verjüngung ein. Zudem absolvierte ich eine sechsmonatige NLP-Ausbildung zur effektiven Selbststeuerung auf der psychischen Ebene. Ich spürte, dass ich durch diese Methoden zusätzliche innere Stärke und Vitalität aufbauen konnte. Mehr und mehr nahmen dabei auch meine Lebenslust, Schaffenskraft und Erfolge im

Äußeren, sprich im Berufs- und Privatleben, zu. Mit zunehmendem Alter bekam ich das Gefühl stetig wachsender Lebenskraft. 2001 legte ich meinen Karate-Anzug in den Schrank, um mich den inneren Kampfkünsten Chinas zu widmen, da ich in diesen, aus den Techniken der Shaolin-Mönche, dem Daoismus und der traditionellen chinesischen Medizin zusammengesetzten Praktiken die für mich optimale Kombination für körperliches und geistig-seelisches Wachstum erkannte. Nachdem ich indes meine weiteren Erfolge u. a. aber nicht nur der Ausübung des Taijiquan, dieser bekannten Kampf- und auch Verjüngungskunst, zuschreibe, wollte ich mir die wichtigsten Grundsätze und Bausteine meiner Erfolgsmethoden einmal bewusst machen und zu einer wirkungsvollen Anleitung zusammenstellen. Dabei stellte ich mir auch die Frage, welche Einstellungen bzw. Techniken es wohl waren, die meine unverändert jugendliche Denkweise und Lebensenergie ausmachten.

Hierzu recherchierte ich die Einstellung und Prinzipien besonders langlebiger Menschen aus aller Welt, insbesondere aus dem asiatischen Raum. Zu meiner Freude bestätigten diese meinen ganzheitlichen Ansatz, den ich selbst täglich lebe und Ihnen nicht vorenthalten möchte.

Da Sie dieses Buch in Händen halten, nehme ich an, dass Sie mittleren Alters sind und sich möglicherweise wie Meng in unserer Erzählung gesagt haben, dass Sie jetzt nochmals richtig Gas geben wollen und Ihre Lebenskraft, Gesundheit, Attraktivität und Ihre Erfolge bis in ein hohes Alter hinein aufrechterhalten oder sogar ausbauen möchten.

Vielleicht möchten Sie aber auch in sich unabhängig von Ihrem jetzigen Alter Freude und geistig-spirituelles Wachstum kultivieren, um ersten Warnsignalen eines Burn-outs oder einer Midlife-Crisis sofort effektiv entgegenzuwirken oder diese gar nicht erst aufkommen zu lassen.

Um Ihnen zu veranschaulichen, wie erfolgreiche Junggebliebene handeln, möchte ich Ihnen noch kurz etwas über meinen Freund Bruce aus München erzählen: Bruce ist mittleren Alters und ein renommierter Schönheitschirurg. Er hat schon vielen Männern und Frauen, darunter auch zahlreichen Prominenten, durch Haartransplantation, Fettabsaugung oder Brustvergrößerung zu einem jüngeren oder attraktiveren Aussehen verholfen. Das Interessante ist jedoch, dass er für sich selbst hinsichtlich des Alterungsprozesses einen wertvollen Grundsatz in seinem Denken und Handeln verankert hat, den er schon lange pflegt. Dieser besagt, dass Älterwerden ein Glaubenssatz ist, der sich nur dann manifestieren kann, wenn man überzeugt von diesem Prozess ist. Jung hingegen bleibt, wer die Ansichten der Blütezeit des Lebens durch seine Gedanken und Aktivitäten kultiviert und sich selbst darauf programmiert hat.

Aus diesem Grund feiert Bruce immer wieder seinen 38. Geburtstag. Und das Bemerkenswerte an ihm ist, dass er selbst mindestens zehn Jahre jünger aussieht, als er tatsächlich ist, und dass sein biologisches Alter noch deutlich darunter liegen dürfte.

Jetzt könnten Sie entgegnen, dass mein Freund als Schönheitsspezialist vielleicht hinsichtlich seines Äußeren doch etwas nachhilft. Das würde ich nach bestem Wissen jedoch eher verneinen und zusätzlich auf seine körperliche Fitness und geistige Einstellung verweisen, die eher der eines jungen Erwachsenen entsprechen. Dabei kann bis heute noch kein Skalpell dienen.

Da ich noch weitere Menschen kenne, deren biologisches Alter sichtbar niedriger ist als ihr Lebensalter, wollte ich herausfinden, welche Gemeinsamkeiten es bei all diesen Personen gibt.

Um es in Kürze zusammenzufassen: All diese Bekannten haben ebenso wie Bruce die außergewöhnliche Grundhaltung, dass sie permanent ihren jugendlichen Schwung beibehalten werden. Aus Ihrer Denkhaltung sind Überzeugungen gewachsen, und hieraus haben sich Glaubenssätze der ewigen Jugend und Vitalität entwickelt. Weiterhin haben sie sich typische Verhaltensweisen junggebliebener Menschen angeeignet, jedoch gleichzeitig die Weisheit und Reife behalten, die sie aufgrund ihrer Jahre innehaben. Die meisten von ihnen beschäftigen sich mit Meditation oder mit Praktiken wie Autogenem Training, Yoga, den fünf Tibetern oder Taijiquan und orientieren sich an Prinzipien und

Grundsätzen, die sie persönlich konstant weiterbringen. Dass diese Menschen häufig auch außerordentlich erfolgreich sind, ist eine logische Folge ihrer Art zu leben und zu handeln.

Im Grunde leben alle diese Personen nach einem Programm, das sie bewusst oder unbewusst verinnerlicht haben. Es enthält die Weisheiten der Schriftrolle. Auch Sie können sich einfach damit programmieren, mit reicher und nachhaltiger Belohnung in jedem Lebensabschnitt. Das Einzige, was Sie tun müssen, ist: Lesen Sie die Schriftrolle, überdenken Sie sie, setzen Sie die Impulse um, und – wenn Sie wollen – notieren Sie Ihre Erfolge. Mehr nicht!

Wenn Sie Lust haben, über die Übung des Gedankenbeobachtens hinaus an Ihrer spirituellen Seite zu arbeiten, dann empfehle ich Ihnen die Praxis der Standmeditation sowie die energetische Übung zur Verjüngung und zur ganzheitlichen Soforterneuerung in den darauffolgenden Kapiteln.

Klingt dieses Vorgehen nicht kinderleicht im Hinblick auf die vielen spannenden Momente, Ihre neu gewonnene innere Stärke und all das Großartige, das Sie schon bald in Ihrem eigenen Leben erwarten können, egal, wie alt Sie heute sind?

Lesen Sie im nächsten Kapitel, warum sich dieses mentale Anti-Aging-Programm auch für Sie lohnt.

Warum sich ein mentales Anti-Aging-Training lohnt

Kennen Sie die sieben Säulen, die ausschlaggebend sind für ein gesundes und glückliches Älterwerden oder – besser gesagt – Jungbleiben?

Es sind:

1. Geisteshaltung und spirituelle Entwicklung
2. Gesunder Lebensstil
3. Ernährung, inklusive Supplementierung, also die ergänzende Aufnahme bestimmter Nährstoffe
4. Körperliche Bewegung
5. Aufrechterhaltung des Hormonhaushaltes durch Zufuhr von Anti-Aging-Hormonen
6. Umwelteinflüsse
7. Ästhetische Anti-Aging-Behandlungen

Die Reihenfolge der sieben Komponenten habe ich nach ihrer Bedeutung und Beeinflussbarkeit gewählt. Ästhetisches Anti-Aging sehe ich eher als mögliche Ergänzung für alle eifrigen Verjüngerer, die zusätzlich zu einer natürlichen Vorgehensweise auch rasch jünger aussehen wollen. Die Bausteine der Geisteshaltung und spirituellen Entwicklung stehen an erster Stelle, denn sie steuern unsere Gewohnheiten, Handlungen und sogar biochemische Prozesse. Dadurch ergeben sich die nachfolgenden Säulen direkt oder lassen sich indirekt daraus ableiten. Dies ist auch der Grund, warum ich mich in diesem Buch auf die erste Säule beschränke und darauf fokussiere. Wenn Sie sich mit dieser Komponente befassen, findet in Ihnen ein mehr oder weniger intensiver und natürlicher Prozess des Umdenkens statt. Sie werden aus eigener Überzeugung heraus und mit Freude Ihr Leben in die für Sie günstige Richtung lenken und die weiteren Säulen dabei optimal berücksichtigen.

Sehen Sie sich einmal unter Ihren Freunden oder früheren Schulkameraden um. Bei wie vielen erkennen Sie noch den Ehrgeiz oder fühlen Sie sich animiert von dem Spirit, den sie früher ausstrahlten? Wer von ihnen ist auch jetzt noch regelmäßig im Fitnessstudio, weil er oder sie eine attraktive Figur bewahren oder einfach die Vitalität erhalten will? Wie viele Ihrer Bekannten haben hingegen Übergewicht oder sind schon vom Alter und abnehmender Lebens- und Leistungskraft gezeichnet?
So leider auch Carmen: Schlank und mit langen blonden Haaren war sie früher ein echter »Hingucker«. Sie achtete bis zu ihrer Hochzeit im Alter von 30 Jahren stets auf ihr Äußeres. Heute bringt sie bei einer Größe von 1,68 Meter stattliche 84 Kilo auf die Waage. Da sie keine Kinder hat, besteht kein Grund anzunehmen, dass ihre körperliche Veränderung möglicherweise ein

Resultat einer Schwangerschaft sein könnte. Carmen arbeitet in einem Gastronomiebetrieb, isst zwischendurch immer wieder mal Schokolade und trinkt am liebsten Eistee. Da sie seit 10 Jahren mit einem erfolgreichen Finanzmakler verheiratet ist und ihr Leben in geordneten Bahnen verläuft, sieht sie wohl keinen Anlass mehr, sich persönlich weiterzuentwickeln oder an sich zu arbeiten. Das ist schade und kurzfristig gedacht. Was könnte sie auch jetzt noch, mit ihren 40 Jahren, alles aus sich machen, vor allem im Dienste des langfristigen Erhalts ihrer Gesundheit und Leistungskraft. Wie viele Menschen mit Erkrankungen wären wohl froh, hätten sie frühzeitig den Grundstein für anhaltende Vitalität gelegt, und unendlich dankbar, wenn sie dies noch ändern könnten!

Bei vielen Menschen nimmt der Stoffwechsel aufgrund des Älterwerdens und mangelnder Bewegung ab, ihr »Hüftgold« dafür umso mehr zu, da dem sportlichen Ausgleich ebenso wie vernünftiger Ernährung meistens keine große Bedeutung mehr eingeräumt wird. Sie verfallen den ständigen Verlockungen ungesunden Essens. Ebenso sinkt das Interesse an den kreativen Hobbys.

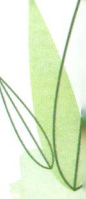

Haben Sie auch Bekannte, die früher leidenschaftlich und auf hohem Niveau ein Musikinstrument gespielt und aus »Zeitmangel« längst damit aufgehört haben? Eine Quelle für Kreativität, Gesundheit und Jugend wurde aufgegeben. Unternehmungslust und geistige Kraft sinken im Alter bei vielen Menschen, ebenso die Bereitschaft, sich weiterzuentwickeln und neue, motivierende Ziele in diesem wunderbaren Leben anzustreben.

Was glauben Sie, warum diese Entwicklung so häufig anzutreffen ist? Kann, oder besser darf, Zeitmangel ein ausschlaggebender Grund sein, dass Körper und Geist vernachlässigt werden und das persönliche Potenzial zur Weiterentwicklung schon im mittleren Alter nicht mehr weiter ausgeschöpft wird? Wohl kaum, oder?

Was bestimmt in Wahrheit die Motivation vieler Menschen, sich gehen zu lassen oder ab einem bestimmten Alter etwas Wertvolles aufzugeben, obwohl es für sie vielleicht lebenslang von hohem Nutzen wäre? Ich will es Ihnen sagen, auch wenn es natürlich nichts wahrhaft Neues ist: Es ist die Einstellung, also das mentale Programm in uns sowie – bis zu einem bestimmten Grad – auch die spirituelle Reife, die uns den Sinn unseres Daseins erkennen lässt. Daher beginnt Anti-Aging – wenn man es wirklich ernst damit meint – im Kopf!

Von der Werbung beeinflusst, greifen viele ambitionierte Verjüngerer überwiegend nur zu den bekannten Anti-Aging-Mitteln wie Cremes, Vitalstoffpräparaten oder gleich Operationen, um vor allem ihr Äußeres mehr oder weniger nachhaltig zu schönen. Den richtigen Sport zu treiben und vor allem eine förderliche Einstellung nebst »geistiger Hygiene«, womit ich meine, die richtigen Gedanken zu kultivieren, kommt leider nicht so vielen in den Sinn.

Haben Sie gewusst, dass Emotionen wie Angst, Missgunst und Depressionen erwiesenermaßen frühzeitig alt und häufig krank machen? Da helfen auch die aufwendigsten Gesichtsmasken wenig. Das Problem muss also an der Wurzel gepackt werden, und diese versteckt sich tief im geistigen Bereich.

Doch keine Angst, solche unliebsamen Erfahrungen sollten nicht auf Sie zutreffen! Sie verfügen ab sofort über alle Optionen, denn Sie haben sich mit dem Kauf dieses Buches für eine ganzheitliche Lösung entschieden. Vielleicht intuitiv ist Ihnen klargeworden, welchen Schatz Sie auch noch in den nächsten 20 bis 30 Jahren und darüber hinaus durch das geistige Programm für immerwährende Jugend heben können. Dieses zu verinnerlichen lohnt sich, und es ergeben sich daraus unzählige Vorteile, die die körperlich und geistig Junggebliebenen unter uns in ihrer zweiten Lebenshälfte bewusst nutzen und so richtig ausleben.

Ist es denn nicht offensichtlich widersinnig, dass viele Menschen schon in mittlerem Alter damit aufzuhören, ihr persönliches Potenzial zu entfalten? Manche Bestrebungen im Leben benötigen einfach eine gewisse Zeit der Reife, damit sie sich später in sichtbaren Erfolgen manifestieren können! Eine Pflanze benötigt doch auch eine bestimmte Zeit, um ihre Blüte voll entfalten zu können, sodass deren Pracht weithin sichtbar ist. Welche rationalen Gründe sollte es daher geben, dass wir unsere früher aktive persönliche Entwicklung schon im mittleren Alter anhalten, wenn unsere eigene volle Blüte vielleicht erst noch bevorsteht? Was könnte uns dadurch alles an Lebensqualität und Freude entgehen?

Auf der anderen Seite können Sie jetzt vielleicht nachvollziehen und sogar schon ein bisschen spüren, wie es sich anfühlt, wenn man durch aktive Selbstführung permanent etwas besser wird. Probieren Sie es doch einmal aus. Schließen Sie kurz die Augen, und stellen sich vor, wie Sie sich auf den Ihnen wichtigen Gebieten, seien es Ihre Hobbys, die aktive Musik, Ihr Lieblingssport, Ihr Beruf oder Ihre spirituelle Praxis, mit jeder Aktivität etwas weiterentwickeln. Spüren Sie die persönliche Erfüllung, die hieraus erwächst? Kein Wunder, denn ganzheitliches Wachstum ist unser Lebenszweck. Die Zeit spielt nun für Sie. Ist das nicht ein tolles, motivierendes Gefühl?

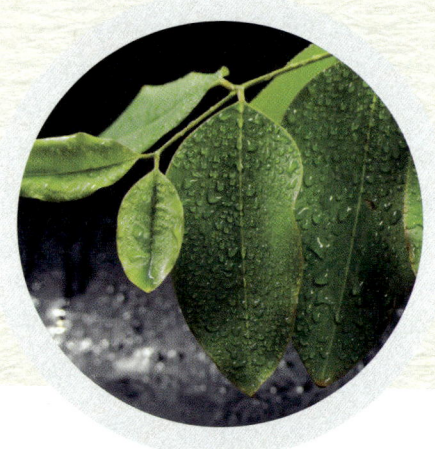

Michael, erfolgreicher Salesmanager eines Münchener Software-Unternehmens und in seiner Freizeit begeisterter Spinning-Instructor, ist ein gutes Beispiel, wie man aktiv sein Leben und seine permanente Entwicklung gestalten kann. Er hat schon mit 18 Jahren seine eigene Vision beschrieben und daraus seine persönlichen und beruflichen Ziele formuliert. Zudem hat er sich überlegt, welche Kompetenzen er zu deren Verwirklichung benötigt und welche Lebensbereiche er gezielt entwickeln muss. Spirituelle Übungen hat er auch in sein Leben eingebaut. Ein Buddhist in einem Zen-Ausbildungszentrum brachte ihm damals wertvolle Techniken bei. Seitdem kennt er keine unbegründeten Sorgen oder Ängste mehr. Das war ein großer Gewinn in seinem Leben. Heute ist Michael 48 Jahre alt, und er hat für die nächsten Jahrzehnte noch große Pläne. Da er sich auch weiterhin geistig und körperlich entfaltet, freut er sich schon jetzt auf das Erreichen seiner nächsten Ziele. Er fühlt sich jung, ausgeglichen, zufrieden und nimmt es, wie er selbst sagt, auch physisch noch mit jedem jungen Kerl auf.

Wie ist es im Gegensatz dazu, ohne jegliche Ziele und spannende Perspektiven älter zu werden und dafür den eigenen körperlichen und geistigen Abbau zu beobachten? Die Beschreibung einer solchen Erfahrung will ich Ihnen ersparen, denn sie ist ab jetzt kein mögliches Thema mehr für Sie.

Welche Vorteile gibt es aber noch, wenn man auch in vorgerücktem Alter die geistige Einstellung der Junggebliebenen pflegt und aktiv mentales und spirituelles Anti-Aging betreibt?

Die entsprechende intellektuelle Haltung und die daraus resultierenden Handlungen fördern neben einer generell höheren Lebensqualität die Lebenslust und den Ehrgeiz, stets noch etwas mehr aus sich zu machen. Sie werden diese Haltung daran erkennen, dass Sie wie ein junger Mensch bestrebt sind, persönlich voranzukommen und in der Gesellschaft einen wertvollen Beitrag zu leisten und Anerkennung zu finden.

Ein beeindruckendes Beispiel dafür bekam ich in einem früheren Unternehmen, für das ich auch als Personalchef tätig war. Eine Teilzeitbeschäftigte hatte zu dieser Zeit mit 60 Jahren gerade das Abitur nachgeholt, weil sie im Anschluss daran noch studieren wollte. Jeder, der sich mit dieser Frau ausgetauscht und nach ihren weiteren Zielen gefragt hat, konnte schon am Glanz ihrer Augen ablesen, welch unglaublicher jugendlicher Tatendrang in ihr steckte. Möchten Sie wissen, ob diese Dame wie eine 60-Jährige ausgesehen und gewirkt hat? Dreimal dürfen Sie raten!

Was glauben Sie, was den Menschen mit zunehmendem Alter immer stärker beschäftigt? Es ist die eigene Vergänglichkeit. Die mehr oder weniger bewusste Angst davor wird wesentlich durch unser Ego geschaffen. Dieses will stets alles unter Kontrolle haben und mag es natürlich nicht, wenn es diese Herrschaft einmal aufgeben muss.

Was können wir dagegen unternehmen? Wie können wir unser Ego auf ein gesundes Niveau bringen und zu einem harmonischen Zusammenspiel mit unserer geistigen Seite bewegen? Genau, das geht über unsere spirituelle Entwicklung. Diese hilft uns, unseren wahren ideellen Kern immer mehr zu erfühlen und zu verstehen. In Folge schrumpft das von der materiellen, äußerlichen Welt genährte Ich in einem förderlichen und für einen ganzheitlichen Fortschritt optimalen Maße. Ängste und andere negative Emotionen wie Ärger nehmen gleichzeitig ab. Dies ist ein weiterer Pluspunkt einer erfolgreichen Anti-Aging-Therapie. Natürlich hilft Ihnen die Umsetzung eines mentalen Anti-Aging-Programmes auch dabei, Ihr Leben nach Ihren persönlichen Wünschen und Vorstellungen zu gestalten. Anstatt fremdbestimmt oder irgendwann vielleicht ganz auf die Hilfe anderer angewiesen zu sein, können Sie auch in fortgeschrittenem Alter entscheiden, was Sie tun oder lassen möchten.

Wollen Sie auch einmal in Ihrer Skatrunde einen Erfahrungsbeitrag über künstliche Gelenke abgeben oder sich über die schlechte Handhabung Ihres Rollators beklagen?

Lieber nicht, oder? Das werden Sie bei Umsetzung dieser Anleitung kaum müssen, denn Sie werden schon bald aus Liebe zum

Erhalt Ihres wertvollen Bewegungsapparates das für Sie geeignete Wohlfühl- und Forever-Young-Bewegungsprogramm entdecken. Gesund, sportlich und mental jung zu bleiben ermöglicht Ihnen natürlich auch, die Attraktivität gegenüber dem anderen Geschlecht aufrechtzuerhalten.

Ein gutes Beispiel dafür ist Nick: Nick, 55 Jahre alt und schon immer ein Playboy, überzeugt weniger durch gutes Aussehen als vielmehr durch seinen Charme und seine Intelligenz. Darüber hinaus hat er eindrucksvolle Grundsätze, die ihm helfen, beim anderen Geschlecht gut anzukommen.

Er beschreibt diese einem guten Freund wie folgt: »Du hast zwei Möglichkeiten im Leben: Du packst es an oder bleibst passiv. Du kannst warten, bis du 75 bist, aber niemand wird dir auf einmal das bringen, wovon du träumst. Warte also nicht zu lange, sondern ergreife die Chance sofort, wenn sie sich dir bietet. Handelt es sich bei der Gelegenheit um eine schöne Frau, so gehe auf sie zu, bevor sie aus deinem sozialen Kreis verschwindet und du dir hinterher Vorwürfe über dein Versagen machst. Du musst wissen, dass dein Gefühl der Ohnmacht im Falle des Nichthandelns schlimmer ist als eine mögliche Abfuhr. Bleib echt und authentisch in deinem Auftreten, und drücke bei der Kontaktaufnahme deine Gefühle aus. Nur so kannst du das Herz deiner Angebeteten erwärmen. Sage es ihr sogar, wenn du aufgeregt bist, weil Frauen das toll finden und viel lieber haben als einen weiteren

Macho, der nur auf cool macht. Und ganz wichtig: Komm rechtzeitig zum Punkt, dann bekommst du sofort Feedback auf deine ›Anfrage‹. Das Resultat ist dabei gar nicht so wichtig, aber dein persönliches Wachstum! Sage dir stets: ›Hey! Es kann nichts passieren, das ist eine weitere Runde im Spiel des Lebens, und ich kann nur gewinnen!‹ Es ist ein bisschen wie ins kalte Wasser zu springen, du kannst dadurch nichts verlieren, aber dich auf diese Weise abhärten und daran reifen.«

Nicks »Erfolgsstatistik« spricht für seinen Ansatz. Er nutzt diesen übrigens auch sonst im Leben. So setzt er schnurstracks seine Absichten um. Während andere noch über Wege nachdenken, über Probleme sprechen oder zweifeln, freut er sich bereits über erste Ergebnisse.

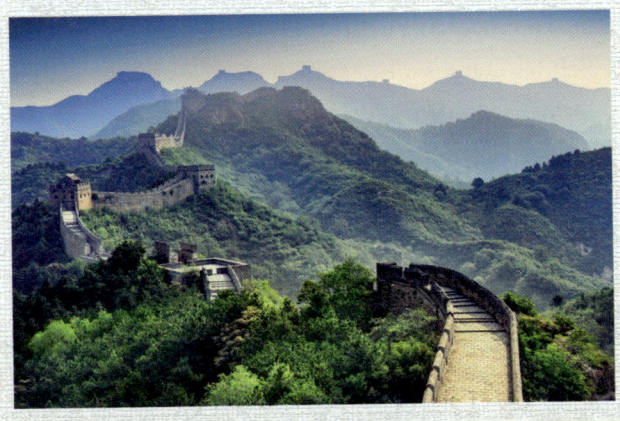

Was können wir aus dieser Geschichte lernen? Sie zeigt einerseits, dass beim anderen Geschlecht nicht nur finanzielle Potenz und gutes Aussehen recht häufig zum Erfolg führen, sondern offensichtlich mindestens genauso oft die eigene Einstellung und die daraus resultierenden Handlungen.

Für uns aber vielleicht noch wichtiger ist zu erkennen: Eine ähnliche Denkweise bezüglich des Anpackens und des Ergreifens von Chancen, verbunden mit der Entschlossenheit, keine wertvolle (Lebens-)Zeit zu verlieren, kann man selbst im vorgerückten Alter noch kultivieren, auch wenn man ganz andere Ambitionen als Nick hat.

Letztendlich wird durch die kraftvollen Handlungen eines mentalen und spirituellen Anti-Agings Ihre Lebensfreude maßgeblich gesteigert und Ihr ganzer Lifestyle positiv beeinflusst. Nicht zuletzt erhalten Sie so die Möglichkeit, diese hohe Lebensqualität noch lange auszuleben. Sie entdecken dabei zunehmend das »Spiel des Lebens« und verstehen, wie es funktioniert.

Kommt Ihnen das folgende Szenario bekannt vor?

Es ist ein sonniger Frühlingsmorgen, und Sie liegen noch bequem eingekuschelt im Bett, sind gerade aus einem erholsamen Schlaf aufgewacht. Die ersten Sonnenstrahlen gelangen durch die Jalousie ins Schlafzimmer, und Sie hören den Gesang der Vögel. Versetzen Sie sich kurz in diese Situation: Welches Gefühl überkommt Sie? Ist es nicht ein grandioses Empfinden von Frische, von Aufbruch, von dem Geschenk eines neuen und sonnigen Tages voller Möglichkeiten, die das Leben spannend und lebenswert machen?

Genau dieses Feeling werden Sie ab sofort regelmäßig verspüren und sich an den Gaben des Lebens wieder zunehmend erfreuen können.

Doch zuvor lassen Sie mich noch kurz die erste Säule für erfolgreiches Anti-Aging mit ihren beiden Komponenten Geisteshaltung und spirituelle Entwicklung, also unser zentrales Thema, etwas erläutern.

Die beiden Komponenten Geist und Spiritualität

Was zeichnet diese beiden Bausteine aus? Warum, denken Sie, schreibe ich gerade ihnen eine so entscheidende Wirkung zu, wenn ich über Verjüngung spreche?

Haben Sie auch schon einmal von diesen tragischen Fällen gehört, bei denen Menschen ohne eine erkennbare Ursache plötzlich rapide gealtert sind, schwer krank wurden oder gar starben? War dies nicht auch absolut unverständlich für Sie, und Sie haben sich dann vielleicht gefragt: »Warum gerade er und in schon so jungen Jahren?« Was steckt möglicherweise hinter diesen Schicksalsschlägen?

Tatsächlich glauben Psychologie und Psychiatrie, hierfür eine plausible Begründung liefern zu können: Im Rahmen umfangreicher Forschungen haben sie nämlich erkannt, dass es offensichtlich eine tief im Unterbewusstsein wirkende Instanz gibt, die die meisten biologischen Prozesse kontrolliert und steuert. Abhängig davon, wie das innerliche Programm nun überwiegend gestaltet ist, normal und produktiv oder eher gestört und destruktiv, werden entsprechende Prozesse in Gang gesetzt. Wer in sich die Einstellung trägt, dass er schnell altert oder abbaut, wird dies wahrscheinlich auch erleben. Auf der anderen Seite bewirken positive Glaubenssätze das Gegenteil.

Haben Sie sich vielleicht selbst schon einmal zu anderen sagen hören: »Sei doch nicht immer so pessimistisch« oder »Befasse dich mehr mit den positiven Dingen, als über Krankheiten anderer zu sprechen. Genieße dein Leben!«
Und: Hat das etwas bewirkt?
Was meinen Sie, welche Auswirkungen eine solche innere Einstellung auf die betroffenen Menschen hat? So etwas könnte vielleicht am treffendsten als eine ständige »Abhebung von ihrem Lebensenergie-Konto« beschrieben werden. Der Saldo dieses Kontos schrumpft mehr und mehr zusammen, bis nicht mehr viel da ist von der einstigen Leistungskraft und Daseinsfreude, die die Kontoinhaber bei ihrer Geburt mitbekommen haben. Was weitere »Sollbuchungen« bewirken, können Sie sich ausmalen.

Ist nicht spätestens jetzt, wenn es so offensichtlich ist, welch gravierenden Einfluss die geistigen Faktoren auf uns und unser Glück haben, der Sinn von mentalen Anti-Aging-Maßnahmen einleuchtend?

Diese Erkenntnis und die Bereitschaft, sie zu nutzen, gibt uns mehr Macht, als wir vielleicht denken. Wir können quasi unseren eigenen Jungbrunnen schaffen, wenn wir die richtigen Glaubenssätze entwickeln.

Wenn Sie zweimal in der Woche zum Jogging gehen, sind Sie schon im Sinne des Anti-Aging aktiv, denn es ist weithin bekannt, dass die Sauerstoffanreicherung des Blutes verjüngend wirkt. Der israelische Mediziner Shai Efrati etwa nutzt sogar eine bestimmte Sauerstofftherapie zur gezielten Umkehrung des Alterungsprozesses. Wenn Sie nun zusätzlich davon überzeugt sind, dass viel Bewegung und gerade das Laufen jung hält, hat dies noch höheren Wert, als wenn Sie sich einfach auf Ihre Runde begeben, ohne sich über deren Nutzen Gedanken zu machen. Sie tragen bereits einen Glaubenssatz in sich.

Sind Sie gar so sehr von der verjüngenden Wirkung des Sports überzeugt, dass Sie morgens nach Ihrem Lauf in den Spiegel schauen und Ihr jugendliches Aussehen und Ihre schlanke Figur bewundern und sich rundum gut fühlen? Bestens, das ist effektives Anti-Aging. Denn hier ist zu Ihrer Gewissheit bezüglich des

Wertes der Aktivität noch die Gefühlskomponente dazugekommen, weil Sie regelrecht spüren, wie positiv Ihr Körper auf Ihr Bewegungsprogramm reagiert. Was könnte überzeugender wirken?

Wie sieht es nun mit dem Nutzen der Spiritualität im Sinne der Verjüngung aus?

Nun, sie zeigt uns einerseits die Einfachheit und Schönheit des Lebens, etwa wenn wir meditieren oder in Momenten, in denen wir durch sie geistig frei geworden sind, sodass wir uns spontan an etwas scheinbar so Banalem wie dem Gesang der Vögel freuen können. Anderseits ist Spiritualität noch viel mehr, denn sie ist sozusagen das sinngebende Zentrum in uns. Ohne sie wären wir gleichsam leere Hüllen, die entstehen und irgendwann vergehen, ohne je den tieferen Sinn des Lebens erkannt zu haben und aus diesem tiefgreifende Erfüllung zu erfahren.

Immer mehr Menschen wenden sich heute der Entwicklung Ihrer spirituellen Seite zu. Sie haben erkannt, dass das harmonische Zusammenspiel von Körper, Geist und Seele zu innerem Gleichgewicht führt.

Wenn Sie selbst auf diesem Weg sind, können Sie sicher bestätigen: Sind Sie innerlich in Balance, verspüren Sie auch im Äußeren in vielen Situationen besseren Halt.

Haben Sie gewusst, dass die Forschung schon lange nachgewiesen hat, dass spirituelle Menschen äußerlich meistens länger jung bleiben und selbst im fortgeschrittenen Alter entspannte Gesichtszüge aufweisen? Diese sind der typische Ausdruck eines harmonischen Lebens.

Interessant ist auch, dass Wissenschaftler bei einer Studie mit über Hundertjährigen festgestellt haben, dass nahezu alle Probanden zwei wichtige Eigenschaften aufwiesen: Sie waren nicht fettleibig, und sie waren resilient, das heißt, Sie verfügten über die Fähigkeit, positiv mit Stress umzugehen und ihr inneres Gleichgewicht zu erhalten.

Im alten China waren über Hundertjährige übrigens häufig anzutreffen. Sie verfolgten den Grundsatz, Körper, Geist und Seele »ganzheitlich zu nähren«. Dieser Kern der Langlebigkeit nach östlicher Tradition ermöglichte es z. B. dem daoistischen Mönch und Meister Hui Zhao, unglaubliche 290 Jahre alt zu werden. Auf dem gleichen Grundsatz basiert auch dieses Verjüngungsprogramm.

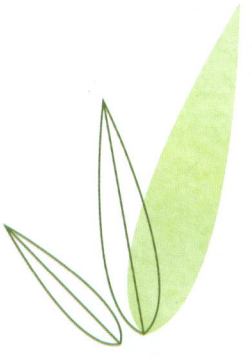

Die Schlüsselidee und Wirkung der Schriftrolle

Befassen wir uns nun mit der vorwiegend mentalen Komponente dieser Anleitung für ein glückliches und gesundes Jungbleiben, mit der allein Sie schon die erste und wichtigste Säule, das Thema unseres Buches, hervorragend errichten.

In unserer Erzählung haben sich dem Philosophen Meng die ewigen Weisheiten und Lehren für Jugendlichkeit und Erfolg in Form einer Schriftrolle offenbart. Nun wird unsere Welt jedoch immer fortschrittlicher, schnelllebiger und komplexer. Man könnte daher zunächst annehmen, die Weisheiten dieser uralten und schlicht gehaltenen Schriftrolle wären »out« oder wirkten nicht mehr richtig. Glauben Sie das?

Ich meine: Ganz im Gegenteil! Schon Konfuzius hat gesagt: »Ein wahrhaft großer Mensch verliert nie die Einfachheit des Kindes.« Die wertvollsten Erkenntnisse aller wichtigen Veröffentlichungen der Weltgeschichte über Selbstführung, Erfolg, Motivation und effektives Anti-Aging-Training sind in der Schriftrolle zusammengefasst und für jedermann verständlich und leicht umsetzbar beschrieben.

Unser Dasein könnte in der Tat kinderleicht und einfach sein, aber wir bestehen häufig darauf, es kompliziert zu machen. Der wahrhaft Kluge richtet sich jedoch – statt an Komplexität – an ewig gültigem Wissen und an solchen Erfolgsprinzipien aus, die verlässliche Ergebnisse bringen. Kontinuierliches Lernen ist für uns natürlich grundlegend, damit wir die ständig wechselnden Anforderungen in unserer Gesellschaft und in unserem privaten und beruflichen Leben bewältigen können. Wenn Sie jedoch bedenken, dass sich das Wissen der Menschheit – davon geht man heute aus – alle vier Jahre verdoppelt und diese Verdoppelung zudem immer schneller voranschreitet, wird Ihnen vielleicht klar, wie wichtig der selektive Umgang mit dieser Informationsflut geworden ist.

Für erfolgreiche Menschen ist es besonders typisch, dass sie sich bewusst mit Informationen und Ereignissen befassen, die für sie persönlich oder beruflich von Bedeutung sind oder die sie direkt beeinflussen können. In Situationen, in denen sie anderen helfen oder diese unterstützen können, sind sie natürlich zur Stelle. Alles andere betrachten sie jedoch als unwesentlich, denn sie erkennen, dass diese Dinge außerhalb ihres Wirkungsbereiches liegen und blenden diese nach Möglichkeit aus. Auch stützen sich diese Personen, anstatt sich von unnötig verkomplizierten Theorien leiten oder sich von negativen Nachrichten zu sehr beeinflussen zu lassen, vielmehr auf das schon immer vorhandene, zeitlose Wissen für ein erfolgreiches Leben sowie auf Grundsätze, die so zuverlässig wie das Fallgesetz anwendbar sind.

Dass etwa Beharrlichkeit zum Ziel führt, mag für Sie keine Neuigkeit sein, und dass eine gesunde Ausgewogenheit mehr Halt und Erfüllung bringt, mag erst recht banal klingen. Aber dies sind nur zwei Beispiele einer Reihe schon immer geltender Lebensregeln, an denen sich erfolgreiche Menschen bewusst orientieren. So erschweren sie sich ihren Alltag nicht, sondern vereinfachen und gestalten ihn in hohem Maße nach ihren Vorstellungen.

Die Lehrsätze der Schriftrolle enthalten genau das Know-how und die Prinzipien, die es Ihnen ermöglichen, sich in diese Gruppe selbstbestimmter und erfolgreicher Menschen einzureihen, und Sie treten gleichzeitig dem ansonsten mehr oder weniger raschen körperlichen und geistigen Abbau im Alter effektiv entgegen. Ob dieser bereits mit 55 Jahren oder erst mit 70 eintritt, spielt dabei keine Rolle. Sie können jedoch umso mehr profitieren, je früher Sie selbst diese Weisheiten in Ihr Leben integrieren und sie umsetzen.

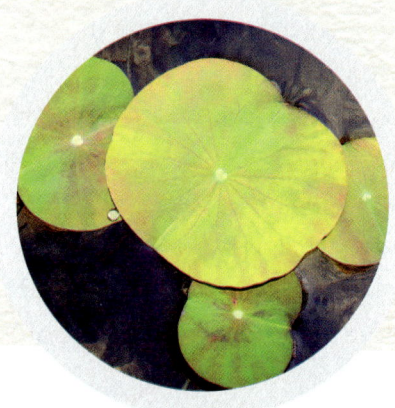

Bereits als Jugendliche legen wir den Grundstein für unser späteres Leben. Dies wird so manchem jedoch erst im Erwachsenenalter bewusst, wenn es vielleicht schon zu spät ist, Versäumtes nachzuholen oder Fehlentwicklungen zu korrigieren. Je früher Sie also die richtigen Samen in Ihrem Inneren säen, desto eher kommt die Ernte, die Sie sich wünschen. Wenn Sie sich zudem aktiv auf die Umsetzung der aufgezeigten Lehrsätze programmieren, können Sie diese reiche Ernte nachhaltig und damit umso länger einfahren, und unliebsame Überraschungen bleiben aus.

Die Idee der Schriftrolle und ihre Wirkung bestehen darin, dass Sie allein durch regelmäßiges Lesen und Reflektieren deren wertvolle Leitgedanken verinnerlichen und Ihr Handeln daran ausrichten. Dies geschieht völlig mühelos und nahezu automatisch. Ihr Unterbewusstsein erhält ein neues Programm, das Sie mit dem grundlegenden Wissen und den Grundsätzen für lebenslange Jugend ausstattet und das in fast schon geheimnisvoller Weise Ihre Einstellung, Ihre Aktivitäten, Ziele und Wünsche steuern wird. Sie fragen sich dann etwa, warum Sie auf einmal andere Prioritäten haben oder wundern sich, wie leicht und selbstverständlich Ihnen auf einmal bislang unliebsame Aufgaben von der Hand gehen. So kann es schon bald sein, dass Sie sich veranlasst fühlen, Ihren Lebensalltag neu zu ordnen, etwa indem Sie die beste Zeit am Morgen anstatt für das Frühstücksfernsehen für produktivere Tätigkeiten nutzen, wie zum Beispiel für ein kurzes

Bewegungsprogramm gleich nach dem Aufstehen. Diese Aktivität führt selbstredend zur Verbesserung Ihrer Stimmung und zu einem guten Start in den Tag – zusätzlich wirkt es sich positiv auf Ihren Körper aus. Und wissen Sie, was typisch für solche Verhaltensänderungen ist? Sie erfolgen spontan und mühelos, ohne Überwindung des »inneren Schweinehundes«. Das kann ich Ihnen aus eigener Erfahrung bestätigen.

Ich werde oft gefragt, wie ich das alles schaffe: hauptberuflich eine verantwortungsvolle Position, Familie, Bücher schreiben, Kampfkunst, Vorträge, spirituelle Arbeit ... Mein Geheimnis ist, dass ich bereits das richtige Programm in mir etabliert habe, das mit Fokus auf meine wichtigsten Lebensziele intuitiv die Prioritäten schafft, die es braucht. Das erhöht einerseits meine Effektivität und verschafft mir fortwährend ein Gefühl der Genugtuung, andererseits kann ich Auszeiten oder das bewusste »Faulenzen« dann mit einem umso besseren Gefühl genießen. Zudem sagt mir mein inneres Programm durch meinen Körper immer mehr, was dieser für seine optimale Funktion benötigt, z. B. in puncto Ernährung. So konnte ich schon bald nach meiner »Neuprogrammierung« mühelos und aus eigenem innerem Antrieb heraus meinen Nahrungsschwerpunkt von Fleisch, Kohlehydraten und Süßigkeiten weg in Richtung Salat, Gemüse und Obst verlagern. Was glauben Sie, welchen zusätzlichen Energieschub diese Ernährungsumstellung in mir ausgelöst hat? Dabei muss ich auf nichts verzichten – da ich während der Woche sehr gesundheitsbewusst esse, behalte ich es mir bewusst vor, am Wochenende einmal zu »sündigen«. Gott sei Dank hatte ich noch nie Gewichtsprobleme, aber durch diese Umstellung arbeite ich neuerdings sogar mit Vergnügen und durch gezieltes Work-out an einer neuen attraktiven Körpermitte.

Ähnlich positive Erfahrungen in den verschiedensten Lebensbereichen werden auch Sie machen.

Beginnen Sie nun mit dem Lesen der Schriftrolle. Lesen Sie sie am besten einmal ganz und nach Möglichkeit laut. Ich habe sie zur Vereinfachung und schnelleren Einprägung in zwei Teile gegliedert. Ab dem nächsten Mal dürfen Sie sich auf das jeweilige Pensum für den Morgen bzw. den Abend beschränken.

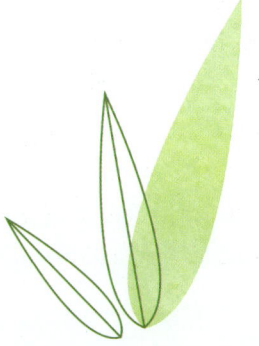

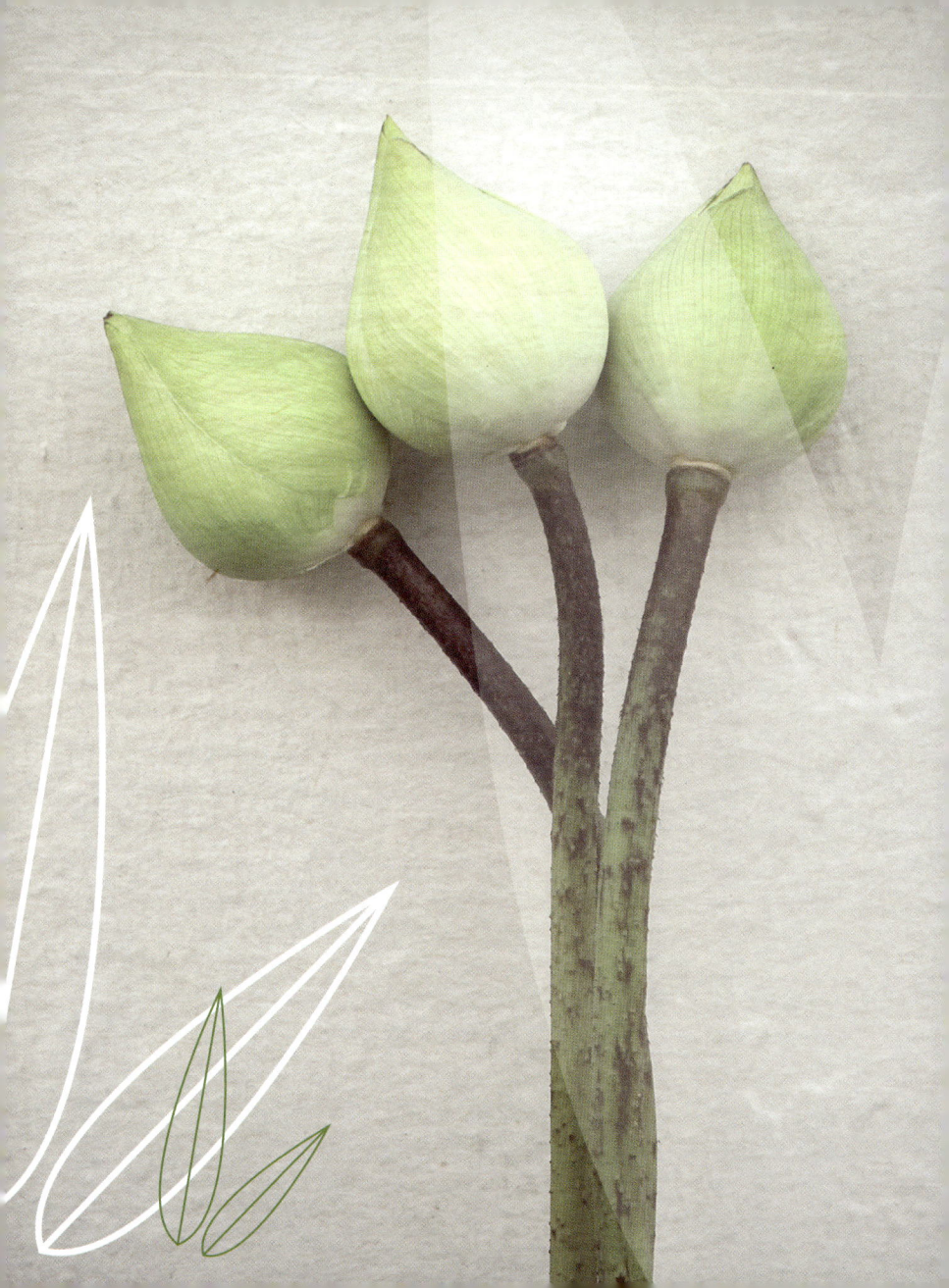

Ihr persönliches
Anti-Aging-Programm

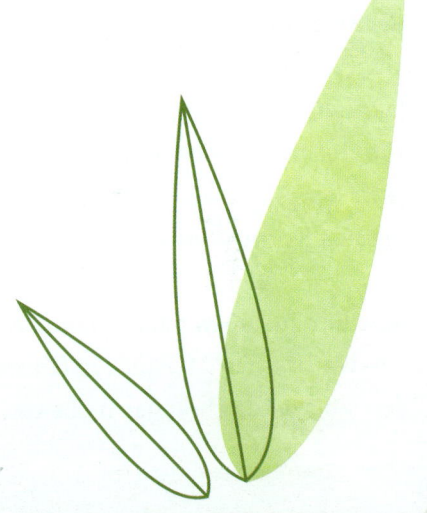

Die Schriftrolle für immerwährende Jugend

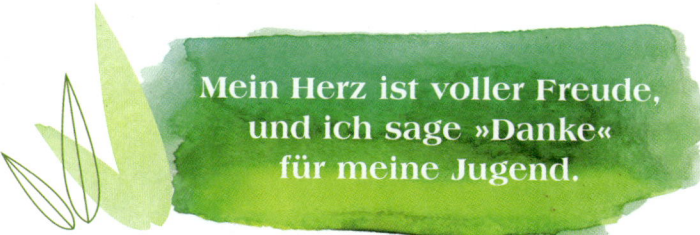

> **Mein Herz ist voller Freude,
> und ich sage »Danke«
> für meine Jugend.**

Ab heute bin ich wieder jung. Ich bin zu neuem Leben geboren.
Kein Geschöpf dieser Welt wird je sein Alter beklagen, weder
die Pflanze noch das Tier. Siehe, unser treuer Freund, der Hund,
weilt hier nur einen Bruchteil der menschlichen Lebenszeit, und
dennoch gibt er dem unaufhaltsamen Fortschritt seines Alters
keine Energie und Nahrung. Allein der Mensch verfällt diesem
falschen Denken, wie oft schon ab dem vierten Jahrzehnt seines
Daseins. Ich jedoch will nicht fehlen wie jene, die an die Schre-
cken des Alters als unvermeidliches Schicksal glauben, denn in
meinen Körper kehrt nun zurück der Glanz der ewigen Jugend.

Jene Furchtsamen haben nämlich noch nicht gehört von den alten daoistischen Meistern in China, die über 200 Jahre alt geworden sind, und schon gar nicht von deren Geheimnis der Langle-

bigkeit. Ich jedoch will dieses nun erkennen und mir ab sofort aneignen: »Das Leben zu nähren« ist der Schlüssel. Es ist dies die von Bewusstheit getragene körperliche, mentale und spirituelle Ernährung.

Daher lerne ich von den vorbildlichen Meistern und den klugen Wesen der Natur und löse mich jetzt von jeglichem Glauben an den Abbau und die Vergänglichkeit. Wie jung bin ich doch wahrhaft ob der Einsicht über das hohe Alter der Langlebigen. Handeln will ich daher fortan in jugendlicher Entschlossenheit und Freude, heute, morgen und auch in 30 Jahren. Feiern und fühlen will ich meine Jugend und Schönheit täglich durch anmutige Taten und neue Pracht, die ich der Welt mitteile.

**Mein Herz ist voller Freude, und ich sage »Danke«
für meine Jugend.**

Willkommen heiße ich die Weisheit der hohen Lehrsätze, die mich ab jetzt führen werden; hinaus aus der Dämmerung des zunehmenden Alters zum Lichte der Jugend, denn die wahre Lehre überdauert alle Zeiten.

Die Gesetze der ewig Jungen und Großen und deren Prinzipien sind in dieser Schriftrolle niedergeschrieben. Diese Worte werde ich mir verinnerlichen, bis dass sie Teil meiner selbst und meines täglichen Lebens geworden sind, und meine Taten werden den Worten mit Leichtigkeit und Freude folgen. Und siehe mein neuer Elan und meine strotzende Lebenskraft, wie diese nun alle Ängste und Sorgen, die bisher beim Sonnenaufgang über mich kamen, überwinden und in Frohsinn verwandeln.

 **Mein Herz ist voller Freude, und ich sage »Danke« für meine Jugend.**

Doch womit fange ich an?

Die Großen dieser Welt haben früh den Wert guter Gewohnheiten als das Geheimnis des Erfolges erkannt. Daher will auch ich ab sofort die Wurzeln schlechter Eigenarten zerschneiden und gleichsam wie der Meister eines wunderschönen Gartens gute Bräuche heranzüchten.

Mit Aufmerksamkeit lese ich daher die Worte dieser Schriftrolle, denn diese werden in mir eine gute Gewohnheit nach der anderen entstehen lassen. Keinen Platz mehr wird es geben für Gedanken an das Alter und den Fehlschlag. Vielmehr werde ich mich verwandeln in einen ungestümen Riesen voller Jugend, Freude und Tatendrang.

Und wie am Ende eines jeden Tages überprüfe ich auch heute mein Handeln, denn mein Erfolgskalender ist der einfache und effektive Schlüssel zur Änderung meines Lebens. Dazu will ich voller Begeisterung und Genugtuung die besonderen Erlebnisse und Erfolge des Tages notieren und mich ihrer erfreuen.

Mein Herz ist voller Freude, und ich sage »Danke« für meine Jugend.

Schau an alle diejenigen, die schon früh ihren Körper und Geist vernachlässigen und sich der Trägheit und den maßlosen Vergnügungen hingeben. Sind sie nicht in Wahrheit Schafe? Entwicklung ist der Lebenszweck und die Möglichkeit dazu der Schatz, der einem jeden von uns in die Wiege gelegt wurde. Das Alter vermag niemals, die Verwertung dieses riesigen Vermögens zu stoppen.

Heute lege ich das Gewand meines Alters ab. Was interessiert mich noch der Glaube daran? Dies ist die Einstellung der Schafe. Die verbrauchte Haut eines Schafes ziehe ich aus, geistige Frische und jugendliche Schönheit erstrahlen ab sofort über die Oberfläche meines Körpers in die Welt hinaus. Ich will mich entfalten wie die Blüte der prachtvollsten Pflanze dieser Welt. Was gibt es auf diesem Wege noch alles Schönes für mich zu entdecken? Ist es ein neues Gefühl der Freiheit, eine spannende Aufgabe, eine großartige Freundschaft oder gar die wahre, tief greifende Liebe zum Leben?

Auch will ich vermehrt wieder tun die Dinge, die die Jugend tut. Denke ich an den Spaß und die Taten meiner vergangenen Jahre, wie großartig waren diese doch. Erfreuen will ich mich auch jetzt wieder daran und jede wiederholte Handlung meiner besten Jahre willkommen heißen und die Freude daran unendlich auskosten. Aber all deren Leidenschaft wird zusätzlich getragen sein von der Weisheit meiner Jahre und der Erkenntnis des Schatzes der beharrlichen Entwicklung. Diese wird daher ein Hundertfaches der einstmaligen Erfüllung in mir auslösen. Mit diesem Wissen halte ich nunmehr den goldenen Schlüssel für riesiges Wachstum in meiner Hand.

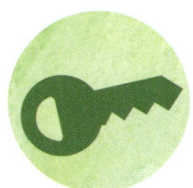 **Mein Herz ist voller Freude, und ich sage »Danke« für meine Jugend.**

Wie viel wurde bereits über die Liebe gesagt und wie wenig davon eingehalten? Ist nicht die Handlung eines armen Weisen, der auf seinem Weg dem unbekannten Fremden ein herzliches Lächeln entgegenbringt, tausendmal mehr wert als großzügige Worte eines Mächtigen, die in Wahrheit von Hinterlist und Berechnung getragen sind?

Fortan sollen von Liebe getragen sein auch die kleinsten meiner Handlungen gegenüber den anderen und mir selbst. So werde ich einem jeden, der mir begegnet, in Stille sagen »Ich liebe dich!«

und das Menschsein in ihm erfühlen. Da die Liebe stets zum Sender zurückkehrt, spielt es keine Rolle, ob der andere diese erwidert oder das Leben mir auf seine eigene intelligente Weise dankt. Ich habe mich als wahrer Mensch gezeigt unter den Menschen. Ebenso werden meine täglichen Aufgaben erfüllt sein von Eifer und Liebe, und deren Wertschätzung wird mir Wohlstand und Zufriedenheit in bisher noch nie erfahrenem Maße wiedergeben.

 **Mein Herz ist voller Freude, und ich sage »Danke« für meine Jugend.**

Besonders will ich natürlich lieben mich selbst. So bin ich fortan Wächter der Dinge, die sich Zugang verschaffen wollen zu meinem Körper, meinem Geist, meiner Seele und meinem Herzen. Wie viel Gutes kann ein jeder von uns zu dieser Welt und ihren Bewohnern beitragen? Dies will auch ich vollbringen, und ich werde helfen und mit meiner Größe beisteuern, wo dies reichlich Wert darstellt und es mein eigener Einfluss direkt erlaubt.

Wer kennt nicht auch die Vielfalt schlechter Nachrichten. Mitgefühl werde ich zeigen und Trost spenden, wo immer angemessen und ich die Herzen der Menschen damit erwärmen kann. Ansonsten erteile ich Negativität aller Art eine Absage. Vom Wimmern und Jammern der anderen will ich mich ebenso abseits halten, denn deren Jammern will auch mich ergreifen.

Ich werde meine Empfindungen meistern und gegen die Überbringer schlechter Nachrichten meine neue starke Waffe einsetzen, die da heißt: positiv, ehrlich und konstruktiv denken und handeln in allen Belangen. Mit Liebe, Freude, Lachen und Frohsinn werde ich alles Negative hinwegschmelzen. Mehr noch! Ich bin zu einer Quelle des Schönen und Guten geworden und siehe, auf einmal strömen Freude, Lachen und Frohsinn im ständigen Fluss mir entgegen.

Diese Praktik einzuhalten, das verspreche ich mir auch unter den widrigsten Umständen eines Tages, denn ich will erkennen, dass alle Unannehmlichkeiten mir in Wahrheit Prüfung sind. Ich werde das positive Handeln stets über meine Gedanken herrschen lassen, und wo ist dann noch Raum für Negatives?

 **Mein Herz ist voller Freude, und ich sage »Danke« für meine Jugend.**

Doch wie festige ich dies? Ich will lächeln. Ich will innerlich lächeln bei meiner Arbeit, speziell auch bei den Tätigkeiten, die mir nicht so gefallen. Ich will lächeln, auf dass meine Mühen leichter werden. Ich will lachen über die Lasten des Lebens, denn diese werden vergehen. Lächeln will ich über das Nichtwissen und die Irrtümer anderer Menschen, denn ihrer sind viele, und sie werden sich dieser auch einmal bewusst werden. Und ich will vor allem lachen über mich selbst: Über meine Erfolge und auch meine Fehlschläge. Denn das Lachen allein wird mir zu ungeahntem Glück und unglaublicher Lebenskraft verhelfen.

Nun merke ich mit jedem Tag, wie ich liebevoller und gewinnender denke und handle. Menschen fühlen sich angezogen, neue Möglichkeiten ergeben sich, mein frisches Antlitz erstrahlt. Ist denn dies ein Wunder, nachdem ich in allen Bereichen meines Daseins den Aufbruch begonnen habe? Wahrhaft ist es, dass Gewinner umgeben sind von Gleichgesinnten, das Alter hat jetzt keine Bedeutung mehr.

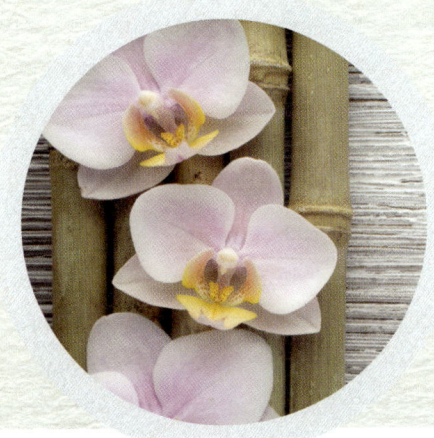

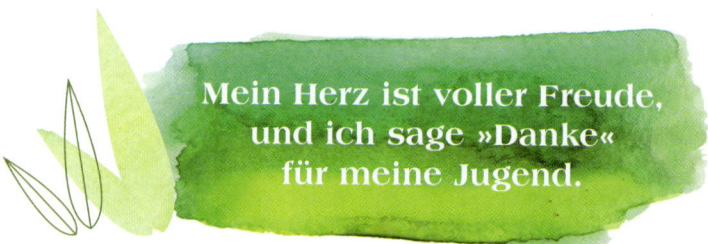

Mein Herz ist voller Freude,
und ich sage »Danke«
für meine Jugend.

Erkannt habe ich die Bürden vieler Gealterter. Denn deren geistige Stärke ist im Ermatten begriffen und ihr Fleisch ist zunehmend erschöpft, weil es nicht zur rechten Zeit und nicht beständig geübt wurde.

Dies ist jedoch nicht mein Schicksal. Ich werde meine geistigen und körperlichen Kräfte durch das täglich zweimalige Lesen dieser Schriftrolle und durch Ausübung erlesener Übungen um ein Vielfaches stärken, und meine Mitmenschen werden staunen angesichts meiner jugendlichen Vitalität und Schönheit.

Ich spüre in mir ein neues Feuer, das mich immerwährend anspornt, meinen Geist und meinen Körper weiterzuentwickeln und mein Potenzial zu nutzen. Daher entdecke ich die für mich vortreffliche Bewegungsform und will diese beständig üben. Vorbild soll mir sein die Gesundheit, Geschmeidigkeit und geistige Stärke der alten Meister, die für sich Übungen wie Taijiquan oder Yoga entdeckt haben und diese auch noch in hohem Alter mit jugendlicher Geschmeidigkeit ausführen. Nun übe ich meinen Leib, und mit neuer Energie will ich ihn nähren, auf dass meine Seele und mein Geist sich immer darin wohlfühlen.

 **Mein Herz ist voller Freude, und ich sage »Danke« für meine Jugend.**

Wie kostbar doch ist nur ein Tag im Leben. Ja, es sind scheinbar viele Tage, die uns zur Verfügung stehen. Doch wie viele davon werden tatsächlich mit Sorglosigkeit und in Erfüllung gelebt? Wer kennt nicht die Ängste um Besitz, Arbeit und Gesundheit und dann noch die täglichen Konflikte? Hängen diese nicht fast alle mit Geschehnissen aus der Vergangenheit oder Gedanken an die ungewisse Zukunft zusammen? Wie kann da ein Tag in vollem Maße ausgekostet werden?

Ich mache es fortan wie die wahrhaft Weisen: Das Gestern interessiert mich nicht mehr. Es ist Vergangenheit und beendet für alle Zeiten. Gleichwohl will ich mir erlauben, mich an die besten Augenblicke meines Daseins zu erinnern.

Wieso jedoch an das Morgen denken, dieses Gebilde aus Schall und Rauch. Nein, ich will es vergessen sein lassen wie das Gestern. Einzig die Vorfreude auf all das Große und die Reise, die in meinem Leben vor mir liegt, will ich zulassen. Den heutigen Tag will ich dafür zu meinem bisher besten machen.

Wie mir das gelingt? Morgens erhebe ich mich aus meinem Schlafgemach, springe auf und begrüße den neuen Tag mit Jubel und Dankbarkeit für die Güte eines weiteren Lebenstages.

Leben besteht aus Zeit, und vergeude ich Zeit, so vernichte ich Leben. Heute will ich kein Leben vernichten, sondern diesen Tag umarmen, wertschätzen und nach allen Möglichkeiten nutzen. Jede Minute werde ich in vollen Zügen einsaugen und aus glücklichem Herzen genießen oder für mein Wachstum nutzen. Heute ist ein wunderbarer Tag!

 **Mein Herz ist voller Freude, und ich sage »Danke« für meine Jugend.**

Auch der einfache Wanderer weiß, wo er auf seiner Reise hin möchte. Er freut sich auf gebührende Belohnung, wenn er die Mühen seines Weges gemeistert hat. Ein jeglicher erfolgreiche Schritt, jeder helle Strahl der Sonne und eine jegliche Annehmlichkeit motivieren ihn indes noch mehr. Hätte er kein Ziel, wäre er gleich einem verlorenen Fähnlein im Wind der willkürlichen Bestimmung anderer ausgesetzt.

Nun, da mir diese Erkenntnis der Urväter allgegenwärtig ist, will ich mir Ziele setzen, um meine kostbare, neu gewonnene Kraft und die vielen vor mir liegenden Jahre für meine weitere Entwicklung zu nutzen und sie zu genießen.

Beginnen werde ich mit einem Ziel für den heutigen Tag, dann noch eines für diese Woche, diesen Monat, dieses Jahr und mein ganzes Leben. Was möchte ich noch alles erreichen? Was ist das Schönste und Größte, was ich mir auf meinen zukünftigen Weg vorstellen kann? Voller Leidenschaft für mein Leben will ich dies in einem Büchlein oder anderswo notieren. Ich werde an dieser Vorstellung gleich einem Rohdiamanten bei Bedarf und neuer Erkenntnis stetig schleifen, bis ich durch dieses funkelnde Schmuckstück über alle Maßen hinaus mit Lebensfreude und Erfüllung belohnt werde.

Mit Leichtigkeit und Vergnügen werde ich meine Ziele erreichen, immer wieder, und da werden sein große Verblüfftheit und der tosende Beifall ob meiner jugendlichen Stärke und meines Erfolges.

 **Mein Herz ist voller Freude, und ich sage »Danke« für meine Jugend.**

Die wahrhaft Erhabenen und Erfolgreichen haben aus den uralten Weisheiten heraus längst den Sinn der ganzheitlichen Entfaltung erkannt. Der Kern und Zweck unseres Daseins ist tief in uns und liegt nur als Folge im Äußeren. Daher will ich auch diese spirituelle Dimension in mir entwickeln und ergänzend zu den Lehren dieser Schriftrolle die hohe Kunst der Achtsamkeit praktizieren.

Zu diesem Zwecke widme ich mich regelmäßig für etwa fünf Minuten der einfachen und doch hochwirksamen Übung der Beobachtung meiner Gedanken. Diese ist das goldene Tor zur geistigen Freiheit und wird sogleich ein neues, nie gekanntes Lebensgefühl in mir entwickeln, das ich genießen will.

Hierfür begebe ich mich in eine ruhige Umgebung, lehne mich auf meinem Stuhle zurück oder liege entspannt auf meiner Schlafstätte. Mit geschlossenen Augen beobachte ich gleichsam wie auf einer Leinwand meine kommenden und gehenden Gedanken, ohne diese beeinflussen zu wollen. Ich beobachte einfach und genieße den Frieden des Beobachtens. Doch stellt sich ein gutes Gefühl ein, werde ich meine Aufmerksamkeit auf dieses verlagern und dieses Wohlbefinden auskosten, bis ich meine Augen anschließend wieder sanft und langsam öffne. Diese Übung trage ich nun fortan mit mir und gebe mich ihr hin, sooft ich Lust dazu habe. Sie wird meine Emotionen verwandeln in Ruhe und Freude, wann und wo immer ich sie brauche.

 **Mein Herz ist voller Freude, und ich sage »Danke« für meine Jugend.**

Nun habe ich sie also gelesen und durchdacht, die ewigen Sätze der großen Weisheit. Doch all diese sind nur von Wert, wenn ihnen von der Handlung gefolgt wird. Ich verspreche mir, diese Worte mit Taten und Leben zu füllen und das Gute und meine neue Größe in die Welt zu tragen. Jeder meiner Meisterstreiche überzeugt mich in meinem neuen, frischen Tun. Ich bin ein helles Licht geworden und verspüre meine jugendliche Kraft und Anmut! Ich weiß nun, dass ich immer besser werde! Ich liebe mein Leben!

Wie Sie mit diesem Buch maximalen Nutzen erzielen

Bisher waren die Anregungen dieses Buches doch wirklich recht einfach und gut in Ihren Alltag zu integrieren, oder? Um seinem Leben eine neue, spannende Richtung zu geben, sind auch nicht viele zeitintensive Übungen und Techniken nötig. Besser ist es, sich auf eine bewährte und effektive Methode und wenige Übungen zu fokussieren, dies dafür mit einer tief greifenden Wirkung. Zuvor habe ich Ihnen schon aufgezeigt, dass man durch das Lesen und Reflektieren der Schriftrolle mühelos Verhaltensänderungen erzielen kann und selbst der »innere Schweinehund« zunehmend seine Macht über die eigenen Taten verliert. Doch warum ist gerade das durch ein neues innerliches Programm initiierte und aktive Handeln so bedeutend und hat diese Macht?

Lange Zeit glaubte man, dass die geistige und emotionale Befindlichkeit den Körper und die Aktivitäten steuere und dies unser

»unveränderliches Schicksal« sei. Ein Beispiel, das Sie vielleicht auch kennen: Es gibt Zeiten, da ist man einfach lustlos. Destruktive Gedanken ziehen durch den Kopf, und der Körper fühlt sich kraftlos an, zu träge, um etwas zu tun. Man weiß nicht genau warum, aber man ist »schlecht drauf« und unzufrieden. In dieser Situation bekommt man nichts Produktives »auf die Reihe«. Sich jetzt sportlich zu betätigen oder einfach einen Spaziergang zu machen, um diesen Zustand zu ändern, das kommt einem nicht in den Sinn. Den Fernseher einzuschalten und auf dem Sofa zu liegen, scheint vielen die richtige Lösung zu sein, um die augenblickliche schlechte Stimmung mit mehr oder weniger sinnvollem Inhalt aus »dem Kasten« aufzuhellen. Manchmal hilft dies tatsächlich, und man muss es sich gönnen, etwa wenn der Körper einfach Ruhe benötigt. Grundsätzlich ist es jedoch nicht der sinnvolle Weg für ein selbstbestimmtes und erfolgreiches Leben, wenn man sich von seinen Befindlichkeiten leiten lässt! Viel besser wäre es, sich der jüngeren Erkenntnis aus der Psychologie und Verhaltensforschung bewusst zu werden und fortan danach zu handeln. Diese Einsicht besagt nämlich, dass im Gegensatz zu der früheren Annahme, die Befindlichkeit würde den Körper steuern, die Handlungen und auch körperlichen Tätigkeiten des Menschen seine Gedanken und Gefühle regulieren und bestimmen. Daher ist aktives Handeln zweifellos intelligent!

Ist das nicht eine gute Nachricht? So kann man sich selbst jederzeit durch Aktivität gezielt positiv beeinflussen. Wollen Sie ein einfaches Beispiel hierzu?

Sicherlich haben Sie schon einmal bemerkt, wie Lachen aus vollem Herzen augenblicklich Ihre Stimmung aufhellt und Sie sich gut fühlen, nicht wahr? Lachen Sie also viel und verhalten Sie sich wie ein fröhlicher Mensch, um sich glücklich zu fühlen. Wenn Sie Handlungsweisen von jungen Menschen übernehmen und deren Enthusiasmus an den Tag legen, werden Sie sich ebenso jung und enthusiastisch fühlen und entsprechend auf Ihre Außenwelt wirken. Sie können auf diese Weise sogar gewisse Denk- und Gefühlsmuster aus Ihren besten Zeiten reaktivieren.

Gehen wir noch einen Schritt weiter: Was ist beispielsweise, wenn Sie Ihren Partner oder Ihre Partnerin nicht mehr richtig lieben? Ist das einstige Feuer dann erloschen? Natürlich nicht. Wenden Sie den gerade aufgezeigten Grundsatz an, und lieben Sie ihn/ sie körperlich und geistig so wie früher zu Ihren leidenschaftlichsten Zeiten. Wenn nötig, und wenn Sie das beide als anregend empfinden, kaufen Sie sich vielleicht sogar ein Buch, das Ihnen »auf die Sprünge hilft«, etwa das Kamasutra. Sie werden sehen, welche Qualität Ihre Beziehung gewinnt, wenn Sie Ihrem Partner möglichst oft diese aktive Zuneigung entgegenbringen. Erklären Sie doch einmal Ihrer Frau gegenüber: »Schatz, ich würde dich immer wieder heiraten!« Freuen Sie sich auf die Reaktion und diesen gemeinsamen Glücksmoment! Sie glauben mir nicht? Probieren Sie es einfach aus.

Die Junggebliebenen und Erfolgreichen kennen natürlich dieses grundlegende Lebensgesetz, oder sie folgen ihm unbewusst: Man sollte stets sein Handeln über seine Gedanken stellen! Das führt zu innerer Stärke, Umsetzungskraft und Persönlichkeit. Damit ist natürlich nicht gedankenloses Agieren gemeint, sondern ein entschlossenes, lebensbejahendes und zielorientiertes Tun, das sich nicht durch ständige Zweifel, Trägheit oder das bekannte »Kopfkino« beeinflussen oder gar lahmlegen lässt.

Wichtig ist, zunächst einmal die natürliche Trägheit abzuschütteln und anschließend zumindest für eine gewisse Zeit etwas regelmäßig umzusetzen, bis es sozusagen zum Reflex geworden ist. Beginnen Sie mit kleinen guten Gewohnheiten, und Sie werden sehen, wie sich diese mehr und mehr in Ihrem Alltag manifestieren. Fahren Sie etwa bislang morgens mit dem Fahrstuhl zu Ihrem Büro im dritten Stock? Dann laufen Sie doch einfach heute einmal, ohne über die schwere Aktentasche, die Sie in der Hand tragen, nachzudenken! Morgen tun Sie dies wieder, ebenso übermorgen, und schon bald denken Sie nicht mehr daran, dass es in diesem Gebäude einen Aufzug gibt, Sie lassen ihn einfach links liegen. Ihre Fitness dankt Ihnen Ihre neue Gewohnheit. Oder erledigen Sie kleine Dinge sofort, wie das Beantworten einer Nachricht auf

Ihrem Smartphone, später sind vielleicht noch weitere Mails dazugekommen, und das natürliche Trägheitsmoment ist gestiegen, überhaupt nur eine dieser Nachrichten zu beantworten. Liegt ein Papierschnipsel auf dem Teppich in Ihrer Wohnung, heben Sie ihn sofort auf, anstatt am Abend, wenn Sie vielleicht mehr Zeit dafür haben. Machen Sie das »Jetzt« zu einem Ihrer Lieblingswörter.

Dieses Anti-Aging-Programm nutzt all diese vorgenannten Erkenntnisse sowie die Macht der Gewohnheit. Durch das regelmäßige Lesen und Reflektieren der Schriftrolle und die Aneignung ihrer Grundsätze werden Sie die für Sie wichtigen Maßnahmen zum richtigen Zeitpunkt aktiv durchführen und gleichzeitig durch die daraus entstehenden Glücksmomente beflügelt und zu weiteren Handlungen motiviert.

Sie müssen sich daher versprechen, die Entschlossenheit und Willenskraft aufzubringen, dieses Programm durchzuziehen und ihm etwa 20 Minuten täglich zu widmen, nur acht Wochen lang. Überlegen Sie, wie wenig Aufwand das pro Tag ist, kaum länger als die Zeit, die Sie sich zum Ansehen der Tagesschau nehmen. Nur mit dem Unterschied, dass Sie nicht mit vielen schlechten Nachrichten berieselt werden, sondern etwas Bedeutendes für sich selbst tun! Wichtig für Sie zu wissen: Acht Wochen gewissenhafte Umsetzung sind schon ausreichend, damit die Grundsätze und Weisheiten Bestandteil Ihrer Persönlichkeit werden und sie ihre Wirkung entfalten können. Wenn Sie dieses Vorgehen dann von Zeit zu Zeit wiederholen, verankern Sie die Lehrsätze fest und ein Leben lang.

Ihre konkrete Aufgabe lautet also: Lesen Sie die Schriftrolle für immerwährende Jugend morgens gleich nach dem Aufstehen, und zwar Teil I, Ihr Pensum für den Morgen, und abends vor dem Zubettgehen, Teil II, Ihr Abendpensum.

Wichtig: Lesen Sie wann immer möglich laut, d.h. in einer für Sie angenehmen Lautstärke. Sprechen Sie mit Begeisterung und Betonung die Sätze, die Sie besonders inspirieren oder motivieren. Lächeln Sie beim Durchgehen der Zeilen ein wenig, und genießen Sie diese Zeit, in der Sie aus Ihrem neuen Jungbrunnen schöpfen.

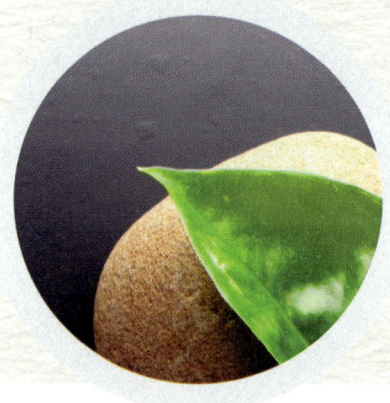

Überdenken Sie beim Lesen die jeweiligen Absätze. Wenn dabei Bilder in Ihnen aufkommen oder Sie bestimmte Gefühle verspüren, umso besser. Dies bedeutet, dass Ihr Unterbewusstsein positiv von den Inhalten angesprochen wird. Die Handlungsimpulse versuchen Sie dann, aktiv zu befolgen. Sie werden sehen, wie mühelos es Ihnen gelingt, diese immer häufiger und besser in Ihrem Alltag umzusetzen, bis sie letztlich zur guten Gewohnheit geworden sind.

Wenn Sie noch nicht begonnen haben, starten Sie heute, und tun Sie dies gewissenhaft während der nächsten acht Wochen. Es darf für Sie keine Gründe geben, diese tägliche Routine zu unterbrechen, wirklich keinen, außer Sie sind krank. In diesem Falle fahren Sie fort, sobald Sie wieder einigermaßen »auf der Höhe« sind.

Haben Sie schon einmal von dem beträchtlichen Einfluss unseres permanenten Denkens auf unser Aussehen gehört?
Wahrscheinlich ist Ihnen bekannt, dass unreine Haut häufig Folge falscher Ernährung oder verstärkter Hormonausschüttungen etwa in der Pubertät ist. Haben Sie jedoch auch gewusst, dass »unreine« Gedanken und negative Gefühle die Haut ebenso altern und Pickel entstehen lassen? Denkmuster und Gedanken wie »Ich bin nicht gut genug«, »Ich werde alt« oder »Meine Attraktivität schwindet« bedeuten eine Menge Stress für Körper und Geist.

Reine Hautpflege durch Vitamin-Präparate oder Salben wirkt nur symptomatisch an der Oberfläche und nicht nachhaltig, wenn die Ursache – wie etwa eine falsche Einstellung zum Leben oder dem Älterwerden – nicht behoben ist.

Sie selbst verschönern ab sofort jedoch nicht ausschließlich Ihre äußere »Fassade« wie viele Anti-Ager mit immer noch besseren Modeprodukten, teuren »Wundermitteln« oder reinem Schnickschnack, sondern Sie fangen in sich selbst an. Schönheit kommt nun mal von innen! Gehen Sie den intelligenten Weg von innen nach außen. Dafür werden Sie reichlich belohnt.

Sie können die Art des Vorgehens, wie Sie es mit dem Lesen und der Umsetzung der Schriftrolle tun, etwa mit der Entwicklung der Muskelkraft eines Gewichthebers vergleichen. Stellen Sie sich vor, ein noch ungeübter Athlet hebte heute zum ersten Mal eine Langhantel. Er schafft es, diese durch Reißen in einer Bewegung, also ohne sie auf den Schultern abzulegen, zur Hochstrecke zu bringen, das heißt mit ausgestreckten Armen über den Kopf zu stemmen. Er reißt, sagen wir einmal, 40 Kilo Gewicht. Wenn er nun 14 Tage pausieren würde und es dann wieder probierte, wie viel Kilo würde er schaffen? Vermutlich auch nur 40, oder? Wenn er aber auch morgen 40 Kilo reißen würde und übermorgen auch und so fort, was glauben Sie, wie viel würde er bereits nach zwei Wochen schaffen? Wahrscheinlich über 50 oder noch mehr. Was ist also der Unterschied?

Im ersten Fall würde kein Leistungsanreiz und damit keine Ergebnissteigerung stattfinden. Durch tägliches Training würden jedoch die beanspruchten Muskeln gekräftigt und auf noch mehr Leistung vorbereitet werden. 50 Kilo sind somit schnell erreichbar!

Dies ist nur ein Beispiel, was durch regelmäßiges, möglichst tägliches Training erreicht werden kann. Nun haben Sie vielleicht schon eine gewisse Vorstellung, welches mächtige Potenzial Sie durch das tägliche Lesen der Schriftrolle entwickeln werden und was Sie noch selbst alles »reißen« können. Und dies ganz ohne anfänglichen Muskelkater, wie ihn der Gewichtheber vermutlich gehabt hätte!

Noch etwas zur Schriftrolle: Der sich wiederholende kraftvolle Satz »Mein Herz ist voller Freude, und ich sage ›Danke‹ für meine Jugend«, der die jeweiligen Textabschnitte ergänzt, wirkt zusätzlich wie ein Anker und wird in Ihnen fest die Vorstellung und das Lebensgefühl der Junggebliebenen aufbauen. Entsprechend dem Titel dieses Buches steht das Ziel der ständigen persönlichen Entwicklung bei gleichzeitigem Erhalt der jugendlichen Frische und Leistungskraft im Vordergrund. Daher sind in der Schriftrolle auch alle wichtigen Tugenden und positiven Gewohnheiten erfolgreicher Menschen enthalten, sodass alleine schon durch die Lehrsätze in jedem Lebensalter enorme Kräfte aufgebaut und freigesetzt werden können. Sie können daher ab sofort mit Recht sagen: »Ich werde nicht älter, sondern besser!« Ist das nicht ein motivierendes Gefühl?

Ergänzen möchte ich auch noch, dass ich die ursprünglich aus der Erzählung von Meng überlieferte Schriftrolle für Sie insofern etwas »modernisiert« und optimiert habe, als dass ich nach jeder Schlüsselaussage oder Handlungsanweisung ein Icon ergänzt habe. Diese Bebilderung dient Ihnen zusätzlich als Stütze, die Anregung jederzeit abrufen zu können oder auch in bestimmten Situationen darauf hingewiesen zu werden. Illustrationen merken wir uns leichter als Texte. Sind Sie etwa auf dem Jahrmarkt und sehen prächtige rote Gasballons in Herzform, an was erinnert Sie das? Genau! An den Aspekt der Liebe. Sehen Sie doch gleich nochmals in der Schriftrolle nach, wie Sie diesen ab sofort für mehr Freude und zu Ihrem Nutzen einsetzen können.

Um Ihnen das Lesen der Schriftrolle in möglichst kurzer Zeit zu ermöglichen und zur besseren Fokussierung habe ich diese – wie bereits erwähnt – jeweils in ein Pensum für den Morgen und den Abend aufgeteilt. Die Wirksamkeit bleibt bei täglichem Lesen unverändert. Sie dürfen die beiden Teile natürlich auch morgens und abends komplett lesen, wenn Sie Lust haben und noch schneller erstaunliche Ergebnisse erzielen wollen.

Markieren Sie beim Lesen vielleicht auch die Textpassagen, die Sie besonders ansprechen, und überfliegen Sie diese nach dem Lesen der Schriftrolle nochmals.

Nehmen Sie doch nun auch noch rasch Bestand auf, um sich dann schon bald umso mehr über Ihren Fortschritt und Ihre Ergebnisse freuen zu können. Dazu lade ich Sie ein, sich nachfolgend einige Notizen zu machen und danach gleich auch die Checkliste auf S. 135 durchzugehen. Auf diese Weise können Sie Ihre Entwicklung später, nach Durchführung des achtwöchigen Programms und erneuter Überprüfung der Checkliste, noch besser überprüfen. Nach dieser ersten Bestandsaufnahme kehren Sie zurück zu diesem Abschnitt.

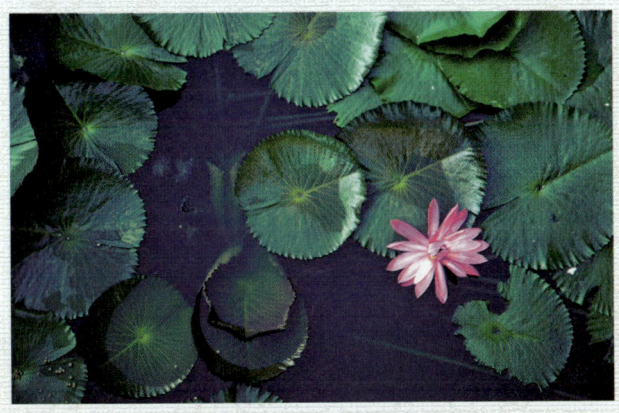

Notieren Sie jetzt bitte möglichst knapp:

Meine heutige Einstellung zum Älterwerden und was ich bisher im Leben erreicht habe:

Mein wichtigstes Ziel für die nächsten zwölf Monate:

Ich beginne mit dem 8-Wochen-Programm am:

Datum:
Unterschrift:

Ihr persönlicher Erfolgskalender

Im Anschluss an das abendliche Lesen der Schriftrolle führen Sie ein Tagebuch zu Ihren Fortschritten, Resultaten und spannenden Erlebnissen, Ihren persönlichen Erfolgskalender.

Denken Sie einmal kurz nach: Haben sich aus den zahlreichen Büchern, die Sie möglicherweise zum Thema »Lebensmanagement« gelesen haben, tatsächlich positive Veränderungen in Ihrem Alltag ergeben und sich diese sozusagen automatisiert? Oder sind Sie vielleicht doch immer wieder in alte Denk- und Verhaltensmuster zurückgefallen? Wie war es mit dem letzten Ratgeber für mehr Bewegung, der Rückenschule, den Anregungen für bessere Ernährung, der Anleitung für rasche Entspannung, der Yoga-DVD?
Warum haben Sie bald wieder damit aufgehört? Hatten Sie plötzlich ein Motivationsproblem oder sich schon wieder mit einer neuen, offensichtlich noch besseren Methode beschäftigt?

Wenn man immer wieder etwas Neues beginnt, bleibt man im Grunde bei jeder Sache Anfänger und kann keine Fertigkeit oder Kunst in der Tiefe erlernen. Wäre es da nicht geschickter, seine Erfolge und Fortschritte auf einem einmal begonnenen und vielversprechenden Weg zumindest in der Anfangsphase regelmäßig zu überprüfen und zu dokumentieren? Dadurch werden Sie sich Ihres Vorwärtskommens bewusst, in Ihrem Tun bestätigt und werden somit motiviert und mit Eifer weitermachen.

Die Führung eines Erfolgskalenders ist eine einfache und bequeme Methode, mit der Sie Ihren Fortschritt festhalten und bleibende Veränderungen im Leben umsetzen können. Sie hilft Ihnen, am Ball zu bleiben und in dieser Anti-Aging-Anleitung die Anweisung des Lesens, Überdenkens und die Umsetzung der Schriftrolle einzuhalten.

Wenn Sie in Woche 1 mit dem Programm beginnen, tragen Sie das Datum im Kalender ein, und bewerten Sie sich jeden Abend, also nach dem zweiten Lesen der Schriftrolle durch Eintrag der Punktzahl (0, 1 oder 2) wie folgt: Häufigkeit des Lesens sowie die Umsetzung der Inhalte der Schriftrolle. Bewerten Sie diese mit 0 für »schlecht«, 1 für »mäßig«, 2 für »gut«. In der Spalte »Gesamtbewertung« addieren Sie anschließend die Ergebnisse.
Bei der täglichen Bewertung reflektieren Sie: Welche positiven Veränderungen haben Sie festgestellt? Gibt es bestimmte Bemerkungen aus Ihrer Umwelt?

Überdenken Sie die Anregungen oder Grundsätze, die Sie am jeweiligen Tag aktiv gelebt haben. Notieren Sie auch kleinste Erfolge und erfreuliche Erlebnisse. Zudem können Sie auch Termine oder Aktivitäten festhalten, die sich aus Ihren neuen Ideen oder den Handlungsimpulsen der Schriftrolle ergeben haben.

Auf diese Weise integrieren Sie die Anweisungen der Schriftrolle immer mehr in Ihr Unterbewusstsein, und der Erfolgskalender bestätigt Ihre Schritte. Dies führt wiederum zu weiterem Antrieb aus Ihrem Innersten heraus, es entwickelt sich eine positive Spirale der Wandlung und des Erfolges.

Lesen und überdenken Sie auch die Leitsätze der Woche. Diese sind nicht zufällig gewählt, sondern sollen Sie zusätzlich inspirieren.

Alles klar? Nun, wenn Sie jetzt mit Woche 1 und der Schriftrolle für immerwährende Jugend begonnen haben, füllen Sie erstmals am heutigen Abend Ihr Tagebuch aus. Ich bin gedanklich bei Ihnen und freue mich schon jetzt über Ihren persönlichen Erfolg und Ihre Freude mit diesem Programm.

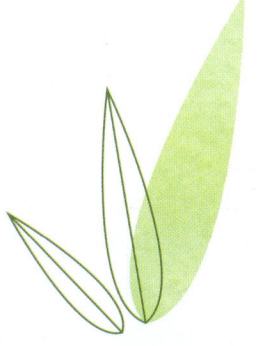

Eintrag in den Erfolgskalender

Tag	Datum	Lese-häufigkeit	Umsetzung	Gesamt-bewertung
Montag				
Dienstag				
Mittwoch				
Donnerstag				
Freitag				
Samstag				
Sonntag				

Tag	Datum	Termine und besondere Erfolge und Erlebnisse
Montag		
Dienstag		
Mittwoch		
Donnerstag		
Freitag		
Samstag		
Sonntag		

Woche 1

Bedenke:

»Willst du wissen,
wer du warst,
so schau, wer du bist.
Willst du wissen,
wer du sein wirst,
so schau, was du tust.«

Siddhartha Gautama Buddha

Woche 2

Tag	Datum	Lese-häufigkeit	Umsetzung	Gesamt-bewertung
Montag				
Dienstag				
Mittwoch				
Donnerstag				
Freitag				
Samstag				
Sonntag				

Tag	Datum	Termine und besondere Erfolge und Erlebnisse
Montag		
Dienstag		
Mittwoch		
Donnerstag		
Freitag		
Samstag		
Sonntag		

Woche 2

Bedenke:

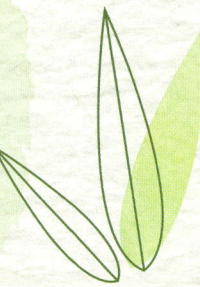

»Eine mächtige Flamme
entsteht aus
einem winzigen Funken.«

Dante Alighieri

Tag	Datum	Lese-häufigkeit	Umsetzung	Gesamt-bewertung
Montag				
Dienstag				
Mittwoch				
Donnerstag				
Freitag				
Samstag				
Sonntag				

Tag	Datum	Termine und besondere Erfolge und Erlebnisse
Montag		
Dienstag		
Mittwoch		
Donnerstag		
Freitag		
Samstag		
Sonntag		

Bedenke:

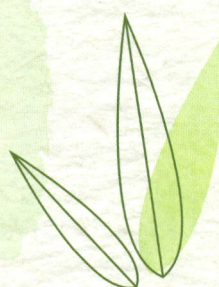

> **»Groß ist die Macht
> der Gewohnheit.«**
>
> *Marcus Tullius Cicero*

Woche 4

Tag	Datum	Lese-häufigkeit	Umsetzung	Gesamt-bewertung
Montag				
Dienstag				
Mittwoch				
Donnerstag				
Freitag				
Samstag				
Sonntag				

Tag	Datum	Termine und besondere Erfolge und Erlebnisse
Montag		
Dienstag		
Mittwoch		
Donnerstag		
Freitag		
Samstag		
Sonntag		

Bedenke:

»Mache das Beste aus dir,
denn das ist alles,
was du hast.«

Ralph Waldo Emerson

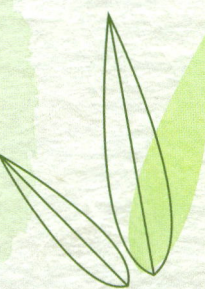

Tag	Datum	Lese-häufigkeit	Umsetzung	Gesamt-bewertung
Montag				
Dienstag				
Mittwoch				
Donnerstag				
Freitag				
Samstag				
Sonntag				

Tag	Datum	Termine und besondere Erfolge und Erlebnisse
Montag		
Dienstag		
Mittwoch		
Donnerstag		
Freitag		
Samstag		
Sonntag		

Bedenke:

»Schön ist eigentlich alles,
was man mit Liebe betrachtet.
Je mehr jemand die Welt
liebt, desto schöner
wird er sie finden.«

Christian Morgenstern

Woche 6

Tag	Datum	Lese-häufigkeit	Umsetzung	Gesamt-bewertung
Montag				
Dienstag				
Mittwoch				
Donnerstag				
Freitag				
Samstag				
Sonntag				

Tag	Datum	Termine und besondere Erfolge und Erlebnisse
Montag		
Dienstag		
Mittwoch		
Donnerstag		
Freitag		
Samstag		
Sonntag		

Woche 6

Bedenke:

**»Achte auf deine
Gedanken!
Sie sind der Anfang
deiner Taten.«**

Chinesische Weisheit

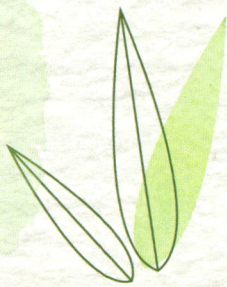

Woche 7

Tag	Datum	Lese-häufigkeit	Umsetzung	Gesamt-bewertung
Montag				
Dienstag				
Mittwoch				
Donnerstag				
Freitag				
Samstag				
Sonntag				

Tag	Datum	Termine und besondere Erfolge und Erlebnisse
Montag		
Dienstag		
Mittwoch		
Donnerstag		
Freitag		
Samstag		
Sonntag		

Bedenke:

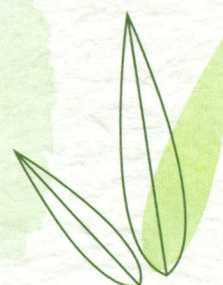

»Die Freude und
das Lächeln
sind der Sommer
des Lebens.«

Johann Paul Friedrich Ritter

Woche 8

Tag	Datum	Lese-häufigkeit	Umsetzung	Gesamt-bewertung
Montag				
Dienstag				
Mittwoch				
Donnerstag				
Freitag				
Samstag				
Sonntag				

Tag	Datum	Termine und besondere Erfolge und Erlebnisse
Montag		
Dienstag		
Mittwoch		
Donnerstag		
Freitag		
Samstag		
Sonntag		

Bedenke:

»Die Welt gehört dem, der in ihr mit Heiterkeit und hohen Zielen wandert.«

Ralph Waldo Emerson

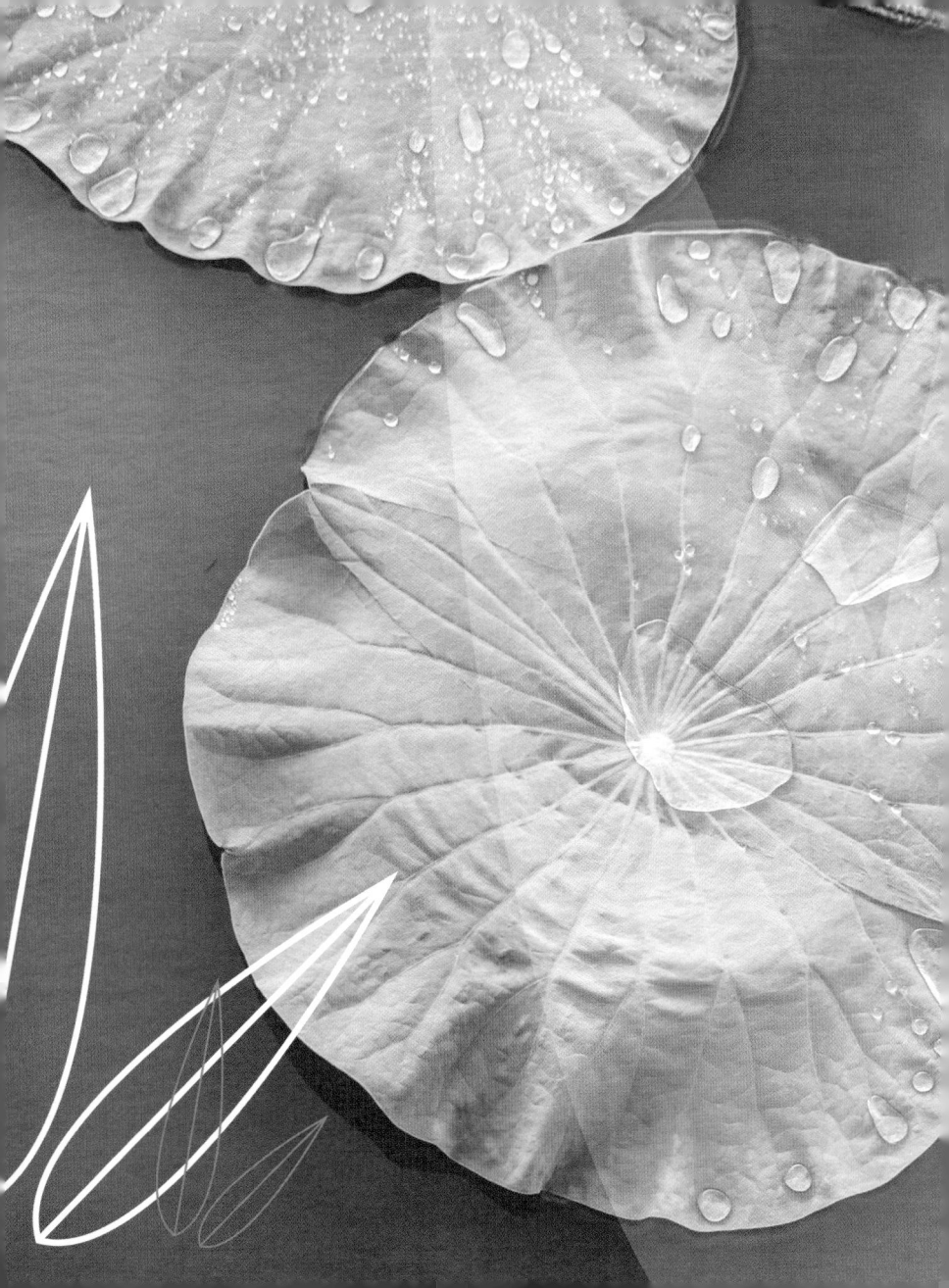

Übungen für Ihren Alltag

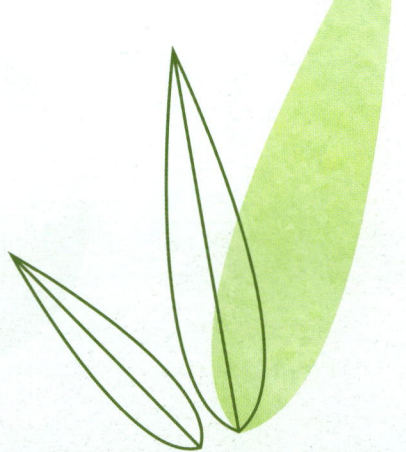

Die Standmeditation aus dem Taijiquan

Nun, da Sie den mentalen Teil des Programms so gut im Griff haben, schlage ich vor, dass Sie wie Meng vor rund 1000 Jahren die folgende Verjüngungsübung möglichst oft in Ihren Wochenablauf einbauen. Ich bin überzeugt, dass Sie schon bald deren wohltuende und regulierende Wirkung nicht mehr missen möchten.

Meditationen sind über Jahrtausende hinweg übermittelte Techniken zur Selbstwahrnehmung und Bewusstseinsfindung. Vielleicht wissen Sie es bereits aus eigener Erfahrung: Die Hauptwahrnehmung während einer Meditation ist ein Gefühl der Zeitlosigkeit und die Loslösung vom ansonsten permanenten Gedankenfluss, dem bekannten »Kopfkino«.

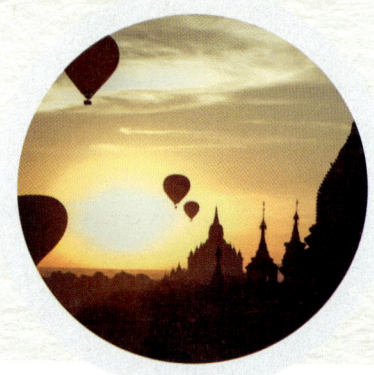

Meditation bedeutet, sich selbst besser kennenzulernen und sich neuen Perspektiven zu öffnen. Sie hat natürlich einen hohen Wert für alle, die sich mehr Harmonie und Entspannung in ihrem Leben wünschen. Im Yoga oder auch in Kampfkünsten wie Taijiquan bildet sie die Grundlage für das Erreichen eines hohen Niveaus in diesen Disziplinen.

Heute werden viele Formen der Meditation angeboten. Mir persönlich gefallen am besten diejenigen, die die folgenden drei Eigenschaften erfüllen: einfache und bequeme Umsetzung, rasche Wirkung und unterstützend für eine gesunde und nachhaltige Entwicklung auf dem persönlichen Weg. Ideal wäre es, wenn neben dem Geist auch der Körper direkt von der Meditation profitieren könnte, etwa durch den Aufbau von äußerer Standfestigkeit und somit einer gesunden »Verwurzelung« im Leben.

Gibt es eine Methode, die alle diese Kriterien erfüllt und die besonders empfehlenswert ist? Ja! Ich führe sie selbst seit zehn Jahren durch. Es ist die Standmeditation aus der chinesischen Kampf- und Bewegungskunst Taijiquan. Sie können sie mit hohem Nutzen für sich durchführen, auch wenn Sie sich in keiner anderen Weise für diese Sportart interessieren.

Die »Stehende Säule« ist eine der grundlegendsten Praktiken für eine korrekte Körperausrichtung, die wesentlich für einen gesunden und leistungsfähigen Körper ist. Der Geist wird harmonisch ausgeglichen und kommt zur Ruhe.

Wer die Übung häufig praktiziert, entwickelt eine starke Struktur seiner inneren Skelettmuskulatur, die besonders für die aktive körperliche Bewegung wie das Laufen und für eine gesunde Haltung zuständig ist. Man lernt schnell, diese stabile, selbstbewusste Haltung in der Bewegung beizubehalten und auch im fortgeschrittenen Alter zu bewahren.

Den Effekt des sicheren Stehens werden Sie auch im übertragenen Sinn an sich bemerken: Durch die zunehmende Entspannung in dieser Standmeditation entfalten Sie Facetten innerer Gelassenheit, Ruhe und Stärke, sodass Sie sich selbst als immer besser verwurzelt empfinden. Außerdem steigert die Praxis den Fluss und das Niveau der Lebensenergie »Qi« (sprich: »Tschi«), sodass Sie bald nichts mehr so leicht aus dem Gleichgewicht bringen kann. Den Fluss des Qi werden Sie während und nach der Übung als angenehmes Gefühl wahrnehmen.

Ich betrachte diese Methode als eine der besten meditativen Praktiken, weil das übende Tun für mein Erleben gleichbedeutend damit ist, dass ich mich auf dem Weg einer spirituellen Weiterentwicklung befinde. Besonders viel Freude macht es, die Übung draußen, in der Natur, unter freiem Himmel ausführen.

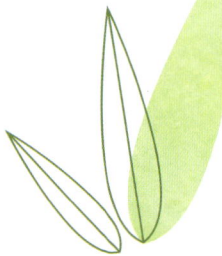

»Im Chinesischen hat ›Zhan‹ die Bedeutung von ›aufrecht stehen‹. ›Zhuang‹ hingegen verweist auf eine Brücke oder einen etwas unterstützenden Pfeiler. Daher bedeutet ›Zhanzhuang‹ so viel wie ›stehende Säule‹ oder auch ›stehen wie eine Säule‹. In der Vorstellung ist eine Säule stabil und fest in der Erde verankert. So sollte auch der Körper stehen: stabil und fest verankert.

Die Grundhaltung ist diese: Die Füße stehen parallel zueinander, die Zehen gerade nach vorn gerichtet. Der Abstand zwischen den Füßen ist etwa schulterbreit. Die Knie sind gebeugt und dürfen nicht über die Fußspitzen reichen, der Körper sinkt nach unten. Der Anfänger sollte in dieser Stellung nicht zu tief absitzen. Der Schritt ist gerundet, ohne dass die Knie unnatürlich nach außen gedrückt werden. Vom Hüftgelenk aufwärts ist der Oberkörper gerade und aufrecht. Der Rücken fällt weder ins Hohlkreuz, noch darf das Becken unnatürlich nach vorne geschoben werden.
Die Arme werden vor der Brust gehalten, so, als ob man mit den Händen eine Säule umarmen würde. Die Hände sind auf Höhe der Brust, die Ellbogen entspannt und sie sinken etwas nach unten. Der Kopf ist natürlich aufgerichtet.

---

4 Die nachfolgende Beschreibung stammt von Dietmar Stubenbaum (© Verlag Dietmar Stubenbaum).

Das Gefühl eines senkrechten Lots verbindet Füße, Hüfte und Schultergelenke. Die Haltung ist nicht fest und starr, der ganze Körper soll auf natürliche Weise entspannen.

Charakteristisch für die Zhanzhuang-Haltung ist die Kreisform: Im Schritt zwischen den Beinen besteht die Vorstellung eines vertikalen Kreises. Die Knie sind in einem horizontalen Kreis verbunden. Die beiden Arme bilden einen Kreis und man stellt sich vor, dass die Finger miteinander verbunden sind, obwohl sie sich nicht berühren. Dabei sind die Schultern locker und die Brust ist entspannt.

Zur selben Zeit, wie die Arme einen Kreis bilden, bilden auch Ellbogen, Schultern und Brust einen Kreis. Der Akupunkturpunkt auf der Mitte der Schädeldecke, ›Treffen der Hundert‹/›Bai Hui‹, wird nach oben zum Himmel gelängt. Der Akupunkturpunkt in der Mitte des Damms, ›Zusammentreffen des Yin‹/›Hui Yin‹, wird nach unten zur Erde hin gelängt.

Auf diese Weise ist der gesamte Körper mit Himmel und Erde verbunden. Wenn der Mensch mit Himmel und Erde verbunden ist, befindet er sich in der Mitte. Himmel, Erde und Mensch bilden in der Vorstellung einen großen vertikalen Kreis.

Die Augen blicken natürlich und gerade nach vorn (in einer Variation der Übung sind die Augen geschlossen). Der Blick ist nicht fixiert, der Mund ist leicht geschlossen, die Zungenspitze liegt hinter den oberen Zähnen am Gaumen.

Der Bauch ist entspannt und man kann dem eigenen Aus- und Einatmen zuhören oder seine Aufmerksamkeit nach hinten richten. Dadurch wird der Geist zur Ruhe gebracht, dies macht man, indem man versucht, mögliche Geräusche hinter sich wahrzunehmen.

Für den Anfänger genügt es, in dieser Übung ein paar Minuten zu stehen. Bei Wohlgefühl kann die Zeit des Stehens um ein Vielfaches verlängert werden.«

Ich wünsche Ihnen viel Spaß und Erfolg mit dieser Standmeditation!

Stefanie, Taijiquan-Kursleiterin aus dem Saarland, zeigt Ihnen auf dem folgenden Bild eine Form der Durchführung:

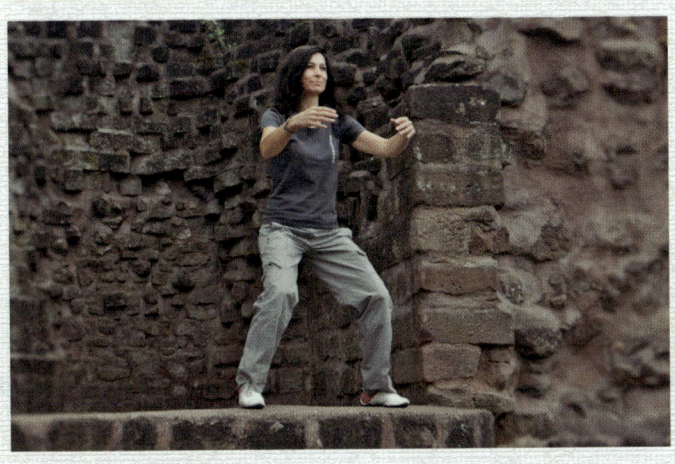

Grundsätze der Verjüngung im feinstofflichen Bereich und eine Übung

Haben Sie durch das vorangegangene Kapitel und die ersten Erfahrungen mit der dort beschriebenen Standmeditation Lust bekommen, sich der spirituellen Seite effektiver Verjüngung noch etwas mehr zu widmen? Wenn ja, dann habe ich noch eine alternative Übung für Sie, bei der Sie im Liegen in sich gehen.

Inzwischen haben Sie in Bezug auf das Älterwerden schon einige hinderliche Glaubenssätze abgelegt und sind somit offener geworden für neue Ansätze. Nun wollen wir noch einen Schritt weiter gehen. Wie wäre es, wenn Sie sich ab jetzt vorstellen, dass Sie zu Ihrem eigenen Schöpfer geworden sind und Sie sich jung, gesund und erfolgreich halten können, solange Sie wollen? Das dürfen Sie und sollten es auch tun. Diese Macht zur Selbststeuerung Ihres Daseins tragen Sie in sich, denn Gott hat sie uns allen mitgegeben. Wir müssen sie nur entfalten. Wie das funktioniert? Es ist der Glaube und das Vertrauen in die göttliche Weisheit, die uns stets zur Seite steht, wenn wir unser Leben nach den in diesem Buch aufgezeigten Lehren der Schriftrolle und der spirituellen Entwicklung ausrichten. Wenn Sie diese Grundsätze dann noch verwirklichen und möglichst oft in Kontakt mit Ihrem spirituellen Kern treten, befinden Sie sich auf dem besten Weg!

Um insbesondere die geistige Komponente der Verjüngung besser zu verstehen, ist es notwendig, dass Sie Ihre westlich orientierte, analytische Denkweise fallen lassen und Ihren Blick nach Osten richten, nämlich dorthin, wo uralte Heil- und Verjüngungstraditionen mit großem Erfolg gepflegt und gelebt werden. Ich spreche über den russisch-asiatischen Raum, in dem Heilmethoden wie etwa aus dem Schamanismus oder der Traditionellen Chinesischen Medizin sowohl zur Gesundung als auch als Anti-Aging-Therapie eingesetzt werden. Von dort stammen neben den philosophischen Elementen des Daoismus wesentliche Anregungen für dieses Buch.

Inzwischen haben Sie erste eigene Erfahrungen mit den weitreichenden Vorteilen energetischer Methoden und wissen, dass diese auf ganzheitlicher Ebene wirken. Sie haben der Schriftrolle für immerwährende Jugend die Praxis der Gedankenbeobachtung entnommen oder schon ein paar Male die »Stehende Säule« ausgeführt. Vermutlich haben Sie gemerkt, wie gut es tut, dem Denken eine Auszeit zu geben und sich zunehmend und rasch zu entspannen. Auch haben Sie bereits ein Stück neue Lebendigkeit oder vielleicht sogar auf tiefer Ebene die Regeneration Ihrer Zellen verspürt. Jetzt wollen Sie noch mehr, weil Sie im Geist wieder positiver und klarer und dabei sind, sich auf Jugendlichkeit zu programmieren. Sie wünschen sich, dass Ihr Körper mitzieht. Es kann schließlich nicht sein, dass Sie rundum jung und aktiv bleiben möchten, aber physisch merklich an Energie verlieren.

Das kann ich verstehen, und ich kann Ihnen aus eigener Erfahrung sagen, dass Sie ein tief greifendes Gefühl der Verbundenheit Ihres Körpers, Ihrer Seele und Ihres Geistes verspüren werden, sobald Ihr gesamtes Wesen durch die Ausführung der hier aufgezeigten Übungen mit frischer Lebensenergie geflutet wird. Auf einmal haben Sie den Drang nach neuen, dynamischen Taten wie in Ihren besten Jahren.

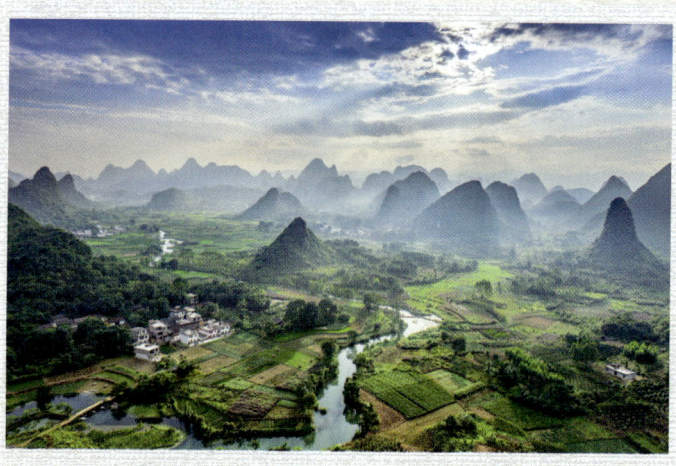

Erich ist ein Paradebeispiel für solch eine wundersame Erneuerung. Er ist vor kurzem 55 Jahre alt geworden, eigentlich also ein Best Ager, der voll im Leben stehen sollte. Leider hatte er aber lange Zeit ein etwas anderes Verständnis davon, seine wertvolle Lebenszeit zu nutzen.

Als Ausgleich zu seiner Tätigkeit in einem Schreinereibetrieb setzte er sich abends an den Computer und gab sich seinem Hobby, der Veröffentlichung schöner, selbst erstellter Landschaftsaufnahmen auf einem Online-Dienst hin. Natürlich teilte er seine Meisterschüsse auch auf anderen Plattformen und lud dort auch eigene Videos faszinierender Naturphänomene hoch. Ein schönes Hobby, werden Sie vielleicht sagen.

Das stimmt. Erich verbrachte damit allerdings etwa 60 Prozent seiner Freizeit, weitere 20 Prozent nutzte er, um sich für seine Lieblingsbeschäftigung rund um den Computer und die Fotografie auf dem neuesten technologischen Stand zu halten. Im nur 2 km entfernten Technikmarkt war er ein häufig und gerne gesehener Kunde.

Jetzt kommt Ihnen vielleicht der Gedanke, wie er wohl die verbleibenden 20 Prozent seiner Mußestunden verbrachte. Nun, die hatte er noch für seine Frau Niki übrig, wenn er nicht gerade zu müde war, etwas mit ihr zu unternehmen, da seine Computeraktivitäten meistens bis spät in die Nacht gingen.

So hatte sich in den letzten Jahren dieser Lebensstil eingependelt: Tagsüber in der Arbeit, abends – wenn es gut lief – etwas Zeit mit

Niki, ansonsten viel Aufmerksamkeit für das Elektronengehirn. Wenn Erich vor seiner Workstation saß, war das wie eine Art Sucht. Er vergaß um sich herum einfach alles und empfand große Befriedigung bei der Bearbeitung oder beim Hochladen seiner Fotos. Ansonsten war er allerdings, wie ihn ein Freund beschrieb, in den letzten Jahren ziemlich faul und träge geworden. Mit seiner Frau unternahm er nur noch einmal im Monat einen abendlichen Ausgang. Obwohl er merkte, dass ihm etwas fehlte, hatte er keine große Lust mehr dazu, auf die Pauke zu hauen, auch wenn Niki und er ab und zu von ihren besten Freunden Oli und Rita gefragt wurden, ob sie mit ihnen gemeinsam etwas unternehmen wollten. Man könnte fast sagen, die frühere Leidenschaft in Erich war zusehends erloschen.

Glücklicherweise war seine Frau, die sich diesem Lebensstil im Laufe der Zeit automatisch angepasst hatte, vor Kurzem einer kleinen Meditationsgruppe beigetreten. Schon nach dem ersten Abend war Niki hellauf begeistert gewesen über die neuen Erfahrungen mit dieser Methode der Selbstbesinnung. Nach ein paar Sitzungen erfuhr sie einen Bewusstseinssprung. Ihr wurde klar, dass sie mit ihren 53 Jahren noch so viel Leben vor sich hatte und dass sie auch Erich begeistern musste, über »seinen Tellerrand« hinwegzusehen und sich wieder mehr ihr und gemeinsamen Unternehmungen zu widmen.

Was glauben Sie, wie schwer es war, ihn, der mit Esoterik oder Spiritualität absolut gar nichts am Hut hatte, von den großartigen Vorteilen der Meditation zu überzeugen?

Daher musste ihm Niki erst ein attraktives Geschäft vorschlagen, bevor sie ihn für eine Probestunde gewinnen konnte. Sie versprach ihrem Mann, auf die nächste Computermesse mitzufahren, wenn er dafür auch einmal über seinen Schatten springen würde. Und es funktionierte!

Erichs Erfahrungsbericht nach dieser ersten Teilnahme? Wenn ich es nicht mit eigenen Ohren gehört hätte, würde ich es selbst nicht glauben! Erich sagte, dass diese Erfahrung wohl einer der größten Aha-Effekte seines Lebens gewesen sei. Er hatte erstmals seit langer Zeit wieder einen freien Kopf und konnte bereits bei der ersten Durchführung ein deutliches Gefühl der Energie verspüren, die in Form eines Kribbelns bis in seine Finger ausstrahlte. Diese Wahrnehmung war sehr angenehm, von einem Glücksgefühl begleitet, und er glaubte während der Übung, nichts anderes in seinem Leben zu benötigen, schon gar nicht seinen Computer. Er gewann auf Anhieb die Erkenntnis, dass er aus seinem Leben noch etwas Schönes, Großartiges machen wollte.

Erich erlernte in dieser Gruppe eine besondere Form der Atemmeditation. Er besuchte mit Niki jeden Montag diese Gruppe. Gleichzeitig verspürte er mit jeder weiteren Woche eine Änderung seiner Gewohnheiten und Prioritäten. Anstatt zu Hause im Kämmerlein zu sitzen, bemerkte er zunehmend den Drang, etwas draußen zu unternehmen, neue Erfahrungen zu sammeln und vor allem, sich wieder mit Liebe seinem wahren Schatz, Niki, zu widmen. Erich entwickelte sich zu einem unternehmungslustigen Menschen, ohne sein Hobby aufzugeben.

Inzwischen lebt er viel erfüllter, und seine Gesichtszüge lassen erkennen, auf welch gutem Weg er sich dank seiner spirituellen Entwicklung befindet. Klar, dass er sich selbst inzwischen auch wieder viel jünger und vitaler fühlt.

Nun möchte ich aber noch auf etwas eingehen, dessen Verständnis von großer Bedeutung ist, wenn wir uns mit Verjüngung auf energetischer Ebene befassen.

Wenn wir über unseren Körper sprechen, so meinen wir normalerweise unsere sichtbare, physische Gestalt, also das an uns, was wir mit unseren Händen anfassen und fühlen können. Haben Sie jedoch gewusst, dass dieser wahrnehmbare Körper von weiteren vier Formen umgeben ist, die das menschliche Auge nicht erkennen kann? Ja, Sie haben richtig gelesen: Es sind die sogenannten Energiekörper, in denen sich im Gegensatz zu den grobstofflichen Erscheinungen unserer Welt alle feinstofflichen Prozesse abspielen.

Wenn Sie schon die starke Energie spüren, die mit der Standmeditation aufgebaut werden kann, dann können Sie wahrscheinlich manchmal auch ein regelrechtes Energiefeld, einen Schleier, um sich herum verspüren. Er befindet sich in Ihrem dem physischen Körper nächstliegenden feinstofflichen Körper, der auch Ätherkörper genannt wird. Der ätherische Körper ist Schlüssel und Brücke zur feinstofflichen Welt. Er überträgt Licht, kosmische Intelligenz und Energie in unsere stoffliche Erscheinung und durchdringt sie. Da er dem physischen materiellen Körper am nächsten liegt, hat er noch eine relativ niedrige Schwingung. Er wird häufig beim Aurasehen als ein heller Schein um den Menschen herum wahrgenommen.

Nun gibt es noch drei weitere Körper, die sich von innen nach außen um den vorherigen Körper legen und die, je weiter sie vom grobstofflichen physischen Körper entfernt sind, eine umso höhere Schwingungsfrequenz aufweisen. Dies sind der emotionale Körper, der mentale Körper und der spirituelle Körper. Alle haben sie entsprechend ihrer Bezeichnung eine bestimmte Funktion und zeigen uns, wo sich gegenwärtig unser seelischer Schwerpunkt befindet. Wer von ständigen Sorgen geplagt ist, befindet sich überwiegend im emotionalen Körper. Wer positive Gedanken pflegt und ein entsprechendes Programm geistig verankert, bewegt sich vor allem im noch höher schwingenden mentalen Körper. Dieser hat große Macht, die in Form von Gedanken gebündelten Energien in unser Leben zu ziehen. In ihm liegt das Geheimnis der Macht unserer Gedanken. Mit ihm bestimmen Sie Ihre Realität.

Das vorliegende Anti-Aging-Programm spricht die drei am höchsten schwingenden Körper gleichzeitig an, aber insbesondere den Mentalkörper.

Das Höchstmaß an Schwingungsfrequenz hat der spirituelle bzw. geistige Körper. Er drückt die göttliche Essenz in uns aus. Hier finden Sie reines Bewusstsein, größte Glückseligkeit und Unsterblichkeit, denn dieser Körper ist unzerstörbar und währt ewig.

Jedoch reicht es auch aus, zu wissen: Durch die Arbeit an Ihrem mentalen und spirituellen Körper können Sie ein Maximum an Effektivität in puncto Verjüngung erreichen.

In Ergänzung zu den spirituellen Übungen des Beobachtens der Gedanken und der Standmeditation möchte ich Ihnen nun noch eine weitere wirkungsvolle energetische Methode vorstellen, mit der Sie insbesondere Ihren spirituellen Körper effektiv ansprechen. Ich betrachte sie als eine meditative Übung für Jugend und Schönheit und nenne sie daher auch »Meine neue Jugend und Schönheit«.

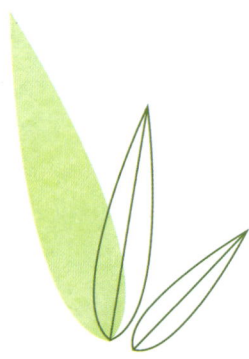

Übung: »Meine neue Jugend und Schönheit«

Suchen Sie sich einen ruhigen Platz, an dem Sie die nächsten 10 bis 15 Minuten nicht gestört werden. Legen Sie sich bequem in Rückenlage, und schließen Sie die Augen. Beobachten Sie nun kurz den Fluss Ihrer Gedanken, wie Sie es in der Schriftrolle (S. 70) erlernt haben, und lassen Sie Ihren Geist zur Ruhe kommen.

Sie fühlen nun die Entspannung, vielleicht sogar in dem einen oder anderen Körperbereich ein angenehmes Kribbeln. Konzentrieren Sie sich auf das angenehme Gefühl, wo immer es auch auftreten mag. Ist kein Gefühl, sondern nur Ruhe da, genießen Sie einfach die Ruhe.

Nun stellen Sie sich vor, wie aus Ihrem Rücken Wurzeln wachsen, die sich mit der Erde verbinden. Spüren Sie, wie diese ganz tief in die Erde hineinwachsen und Sie aus ihr wertvolle Nahrung und positive Energie erhalten. Aus Ihrem Bauch steigen nun Wurzeln auf, danach aus Ihren Händen und Füßen. Diese verbinden sich mit der Weite des energiegeladenen Himmels.

Sie fühlen sich mit Himmel und Erde zutiefst verbunden und empfangen liebevolle Energie aus beiden Richtungen. Sie tauchen weiter in Ihre innere Welt ein. Nehmen Sie wahr, wie sie sich anfühlt, und lassen Sie alles so, wie es sich Ihnen zeigt. Nun sagen Sie sich innerlich mit freudiger Stimme: »Mein Körper ist voller Jugend und Schönheit!«

Jetzt horchen Sie in sich hinein. Wie fühlen Sie sich, wenn Sie diesen Satz sagen? Sind alle Bereiche des Köpers mit ihm einverstanden? Wunderbar! Oder gibt es irgendwo Ablehnung, weil Sie vielleicht doch noch unbewusst einen gegenteiligen Glaubenssatz in sich tragen? Dann gehen Sie gedanklich in diesen Bereich, beobachten ihn kurz und visualisieren entspannt Wärme und Licht in ihn hinein. Tun Sie dies ohne Forcierung so lange, bis sich auch dieser Teil Ihres Körpers angenehm anfühlt. Legen Sie dann Ihre Aufmerksamkeit kurz in das neu entstandene Wohlgefühl. Anschließend wiederholen Sie freudvoll Ihren Satz: »Mein Körper ist voller Jugend und Schönheit!« Fühlen Sie die Kraft dieses Satzes. Wenn sich immer noch irgendwo Widerstand regt, führen Sie die Visualisierung von Wärme und Licht in diesem Bereich erneut durch, bis letztlich alle Teile Ihres Seins mit der Vorstellung Ihrer neuen Jugend und Schönheit einverstanden sind.

Nun fühlen Sie Ihren Körper nochmals als Ganzes. Stellen Sie sich vor, wie ein großer Lichtstrahl über Ihnen erscheint, der einen Körperteil nach dem anderen erhellt und verjüngt. Beginnen Sie mit dem Kopf und Ihrem Gesicht. Erkennen Sie Ihr wiedergewonnenes Lächeln, Ihre glatte Haut, weichen Lippen und schönen, glänzenden Haare. Spüren Sie kurz in Ihre Augen hinein. Sehen Sie, wie sich Ihr Oberkörper verjüngt hat und auch Ihr Bauch. Bewundern Sie, wie der Lichtstrahl Ihre Beine erhellt, und spüren Sie die neue Stärke und Kraft in ihnen. Nun stellen Sie sich vor, wie Ihr ganzer Körper erstrahlt. Sagen Sie innerlich

»Danke!«, und lächeln Sie in alle Bereiche Ihres Körpers. Nehmen Sie ihn nochmals als Ganzes wahr, und genießen Sie das Gefühl der Einheit. Sagen Sie ihm innerlich: »Ich liebe dich, mein schöner Körper, und ich danke dir für meine Jugend!«

Zuletzt stellen Sie sich zunächst nur im Geiste vor, wie sich diese neue positive Energie mit dem Öffnen Ihrer Augen in Ihrem Alltag ausbreitet und Sie neue kraftvolle Taten durchführen lässt, die von Erfolg und Erfüllung begleitet sind. Anschließend öffnen Sie langsam ihre Augen und treten wieder ein in die materielle Welt.

Nach dieser Meditation prüfen Sie, wie Sie sich fühlen. Schon recht gut? Das ist prima. Sie werden diese Übung zunehmend genießen können, da Sie immer mehr in die Schwingungsfrequenz Ihres spirituellen Köpers kommen und diesen positiv anregen. Lassen Sie sich überraschen, denn Sie werden von nun an öfter in den Spiegel sehen und dabei neue, jugendliche Züge erkennen. Führen Sie diese Übungen zwei- bis dreimal in der Woche durch, und freuen Sie sich über dieses Instrument, das Sie ebenso wie die Praxis des Beobachtens der Gedanken und der Standmeditation immer bei sich tragen. Sie haben allen Grund dazu, denn Sie sind ein weiteres Stück Schöpfer und Gestalter Ihres Lebens geworden. Sie leben entsprechend Ihrer Bestimmung, die Ihnen Gott geschenkt hat.

Meine Lieblingsübung:
Die ganzheitliche Soforterneuerung

Haben Sie nun vielleicht noch Lust auf eine Zugabe, etwa auf eine Übung, die Sie die sogenannte »reine Freude des Seins« erleben lässt und Ihnen zudem augenblicklich frische Energie schenkt?

Eine Frage vorab: Geht es Ihnen von Zeit zu Zeit so, dass Sie sich z. B. nach intensiver Kopfarbeit oder auch langen Besprechungen ziemlich ausgepowert oder »kopflastig« fühlen? Und wird dieses Phänomen häufig von kalten Händen begleitet? Oder verspüren Sie nach einem langen Arbeitstag eine unbestimmte Erschöpfung, die die Aktivitäten, die Sie sich vielleicht noch für den Feierabend vorgenommen haben, aus Energiemangel vereitelt? Eigentlich wollten Sie doch noch ins Fitnessstudio, oder? Und stattdessen entscheiden Sie sich nun lieber für die Tiefkühlpizza, die Sie gestern gekauft haben, und einen guten roten Italiener dazu, um über eine kräftige Mahlzeit neue Energie zu gewinnen? Klingt auch verlockend, aber ist das wirklich im Sinne Ihres Verjüngungsprogramms?

Ich gebe zu, ich gönne mir auch von Zeit zu Zeit eine leckere Pizza und einen guten Wein, aber in der Regel erst *nach* einem Work-out, dafür schmeckt es mir dann umso besser!

Worauf ich aber hinaus möchte, ist die Frage: Wie kann man sich, wenn man ausgepowert ist – besonders nach langen Arbeitstagen – innerhalb kürzester Zeit bis tief in die Körperzellen energetisch wieder aufladen und zusätzlich einen Verjüngungsprozess fördern, und zwar möglichst unabhängig von Aufenthaltsort und Tageszeit?

Ich möchte Ihnen dazu abschließend, quasi als Zugabe zu einem an und für sich schon hochwirksamen praktischen Programm, meine Lieblingsübung an die Hand geben. Ich nenne Sie »Ganzheitliche Soforterneuerung«, da man bei ihrer Durchführung mit allen feinstofflichen Energiekörpern in Harmonie kommt, sich dadurch tief greifend ordnet und über die hohe Schwingungsfrequenz unmittelbar energetisch auflädt, regeneriert und verjüngt. Vielleicht ist diese Übung für Sie anfangs sogar noch einfacher auszuführen als die vorangegangene und dennoch genial.

Grund ist u. a., dass mit ihr mehrere effektive Praktiken zusammengeführt werden. Vielleicht ist Ihnen die Übung des »Körperscannens« bereits bekannt. In der nachfolgend beschriebenen Kombination, wie ich diese selbst täglich durchführe, wirkt sie nochmals wesentlich stärker, und man fühlt sich danach einfach großartig.

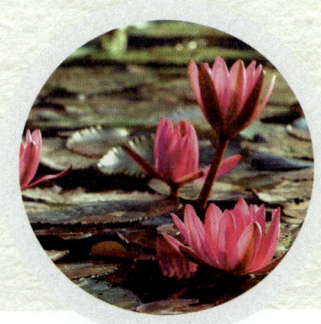

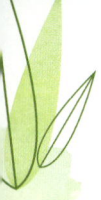

Übung: Ganzheitliche Soforterneuerung

Suchen Sie sich einen ruhigen Platz, an dem Sie die nächsten 10 bis 15 Minuten nicht gestört werden. Legen Sie sich bequem in Rückenlage, und schließen Sie die Augen. Mit etwas Erfahrung können Sie die Übung, wann immer Sie das Bedürfnis dazu verspüren, auch an beliebigen anderen Orten und auch mit offenen Augen ausführen, z. B. im Zug, Flugzeug, in der Warteschlange etc.

Beginnen wir mit Phase 1: Beobachten Sie als Erstes den Fluss Ihrer Gedanken, wie Sie es in der Schriftrolle erlernt haben, bis Ihr Geist ruhig geworden ist. Lassen Sie einfach alles los, und sehen Sie Ihre Gedanken kommen und gehen. Das mehr oder weniger wilde Sprudeln der Gedanken wird rasch abnehmen.

Sie fühlen nun eine Entspannung, vielleicht sogar in dem einen oder anderen Körperbereich ein angenehmes Kribbeln. Konzentrieren Sie sich auf das angenehme Gefühl, wo immer es auch auftreten mag, bis es sich verstärkt, und genießen Sie es ca. 1 Minute lang. Gratulation! Dieses Hochgefühl wird von dem großartigen spirituellen Lehrer und Bestsellerautor Eckhart Tolle als die »reine Freude des Seins« bezeichnet, in dessen Zustand alle materiellen oder geistigen Probleme unwichtig oder bedeutungslos werden. Ist noch kein Gefühl, sondern nur Ruhe da, genießen Sie einfach die Ruhe. Das Gefühl wird sich auch bei Ihnen bald einstellen.

Phase 2: Versuchen Sie nun, Ihre Zehen zu spüren, und zwar einen nach dem anderen, beginnend mit dem kleinen Zeh bis hin zum großen, jeweils so lange, bis Sie ein echtes Gefühl erleben. Sollte sich dieses nicht gleich einstellen, gehen Sie nach ca. 30 Sekunden direkt weiter zu Ihrer Fußsohle und zu Ihrem Fußrücken, anschließend zu den Fußknöcheln. Versuchen Sie, jeweils die linke und die rechte Seite gleichzeitig zu erfühlen. Danach gehen Sie in Ihre Unterschenkel, Ihre Kniegelenke, Oberschenkel und schließlich in Ihre Hüfte.

Spüren Sie nun die Wirbelsäule hinauf bis zum Hals. Anschließend fühlen Sie Ihre beiden Körperseiten, zuerst die linke, dann die rechte. Als Nächstes gehen Sie in Ihren Unterleib und scannen Ihren Körper langsam von den Genitalien über den Bauch und die Brust bis zum Hals und versuchen, ein Gefühl für die jeweilige Region zu gewinnen. Nun spüren Sie in Ihren Mund hinein, dann in Ihre Nase, darauf in Ihre Ohren (wiederum in beide gleichzeitig). Jetzt spüren Sie Ihre beiden Augäpfel und verbleiben auch ein paar Sekunden dort. Anschließend gehen Sie mit Ihrer Wahrnehmung ganz hoch zu Ihrem Scheitelpunkt.

Nach ca. 30 Sekunden scannen Sie auf die gleiche Weise Ihren Körper von oben nach unten. Nun haben Sie einen Durchgang hinter sich. Wiederholen Sie diesen jetzt, sodass Sie zweimal Ihren Körper gleich einer langsamen Welle von unten nach oben und von oben nach unten durchgescannt haben.

Mit etwas Übung werden Sie spüren, wie sich Ihre Zellen zunehmend energetisieren und dieses Gefühl genießen. Es ist ein bisschen wie das erfrischende Gefühl, das man nach Beendigung einer Wechseldusche hat.

Nachdem Sie diesen Zustand ca. 1 Minute genossen haben, kommen wir nun zur Phase 3. In dieser können Sie kreativ sein und quasi Ihre Zukunft direkt gestalten. Wenn Sie nun in diesem energetisch starken Zustand etwa Ihre Ziele visualisieren und sich vorstellen, wie Sie diese mit Leichtigkeit erreicht haben, werden Sie Ihre Ziele auch in der Realität schnell realisieren können. Dieser Zustand ist auch unter dem Gesichtspunkt der Wunscherfüllung höchst effektiv, da in diesem Moment kein rationaler, denkender Verstand da ist, der Ihnen gerne die Unmöglichkeit Ihrer Ziele weismachen möchte oder die Umsetzbarkeit anzweifelt. Sie zapfen sozusagen die mächtigste Quelle Ihres Seins an, Ihre höchste Schwingungsfrequenz, die für die Materialisierung Ihrer tiefsten inneren Bedürfnisse in der Außenwelt zuständig ist. Da wir uns mit diesem Programm insbesondere ja auch der Verjüngung widmen wollen, könnten Sie sich nun z. B. vorstellen, wie Sie Ihre Idealfigur zurückgewonnen haben oder wie Sie wie in Ihren besten Jahren feiern, energiegeladen sind und das Leben genießen. Lassen Sie allen Ihren Vorstellungen, Wünschen und Zielen, die Sie im Augenblick vor Ihrem Auge haben, freien Lauf, so wie sie erscheinen. Geben Sie ihnen jeweils Energie, und fühlen Sie die erreichten Ergebnisse bereits.

Nachdem Sie hierdurch ihren meditativen Zustand noch vertieft haben, sagen Sie sich nun, dass die Energie, die Sie verspüren, voller göttlicher Liebe ist und Ihnen ein neues jugendliches und strahlendes Äußeres schenkt. Spüren Sie Ihre Schönheit und Vitalität am ganzen Körper, und sagen Sie innerlich »Danke!«.

Nun visualisieren Sie noch, dass Sie diese göttliche Energie auf diesen Tag, diese Woche, das laufende Jahr, Ihr ganzes Leben aussenden sowie nach außen ausstrahlen und auch Ihren Mitmenschen zukommen lassen, sobald Sie langsam wieder die Augen öffnen.

Nachdem Sie nun allmählich ins Hier und Jetzt zurückgekehrt sind, werden Sie sich ausgeruht, frisch und sehr zufrieden fühlen. Schauen Sie doch gleich einmal in den Spiegel. Erkennen Sie vielleicht bereits jetzt jugendliche oder neue strahlende Züge an sich?

Ich persönlich führe diese Übung mindestens einmal am Tag, meistens gleich am Morgen vor dem Aufstehen, durch. Manchmal benötige ich nur wenige Minuten dafür, um in ihren vollen Genuss zu kommen. Danach fühle ich mich wie runderneuert und habe sogar den Eindruck, der Tag gestalte sich generell positiver für mich. Von anderen Menschen habe ich gehört, dass sie mit der Übung des Körperscannens durch häufige Praxis ihr Immunsystem deutlich gestärkt haben. Wieder andere haben mit der Praxis des Beobachtens der Gedanken endlich ihre Flugangst verloren, nachdem alle anderen Methoden versagt hatten. Infolge der Visualisierung ihrer Ziele in diesem optimalen energetischen Zustand berichten Menschen von sehr schnellen und überraschend positiven Ergebnissen beim Erreichen von verschiedensten Zielen.

Jetzt wird Ihnen vielleicht die Power dieser Übung in kombinierter Form umso klarer. Somit erachte ich sie als wertvolle Ergänzung oder vielleicht sogar als Krönung der spirituellen Praktiken in diesem Verjüngungsprogramm und wünsche auch Ihnen viel Freude und Erfolg damit!

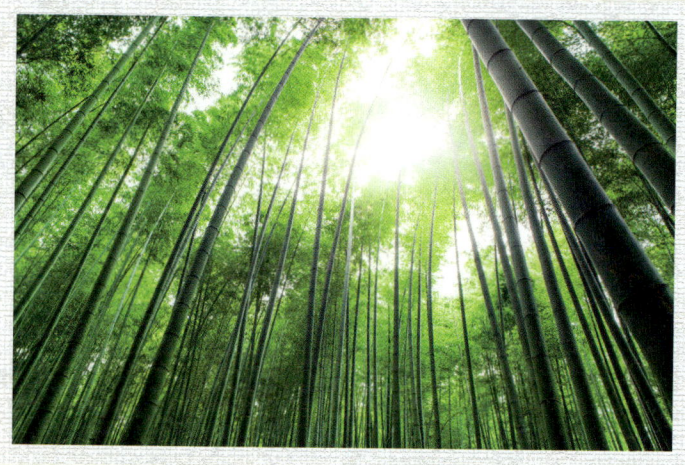

Belohnen Sie sich

Und? Gefällt Ihnen Ihr neuer Weg? Sind für Sie das tägliche zweimalige Lesen und der Eintrag in Ihrem Erfolgskalender in positivem Sinne schon zur Gewohnheit geworden, und üben Sie auch die spirituellen Praktiken aus? Sie sind dann ohne Zweifel nicht mehr der gleiche Mensch, der Sie vor Beginn dieses Programms waren. Aus eigener Erfahrung kann ich Ihnen berichten, dass man schon nach wenigen Tagen, an denen man sich mit dieser Schriftrolle beschäftigt, die ersten Schlüsselbotschaften im Unterbewusstsein aufgenommen hat und diese beginnen, ihre Wirkung zu entfalten. Das merkt man auch daran, dass das Lesen gerade dann ein befriedigendes Gefühl auslöst und neuen Antrieb verleiht, wenn man mal in schlechter Stimmung oder phlegmatisch ist. Einzelne Abschnitte sprechen einen dann verstärkt an, da man mit ihnen auf unbewusster Ebene besonders in Resonanz geht und sie wie ein natürliches Aufputschmittel wirken.

Ich freue mich für Sie, dass Sie schon so weit gekommen sind, möchte Ihnen aber auch nicht verheimlichen, dass es viele Leute gibt, die bereits nach kurzer Zeit aufgegeben hätten. Leider ist es so, dass mehr als 90 Prozent der Menschen nicht bereit sind, eine noch so erfolgversprechende Methode durchzuziehen. Sie haben dann Ausreden wie »Ich hatte keine Zeit, am Morgen zu lesen« oder »Abends war ich einfach zu müde«. Die Entschuldigungen sind vielfältig, und sie kommen überwiegend von denjenigen, die in ihrem Leben schon öfter kurz vor dem Erreichen eines wichtigen Ziels aufgegeben haben oder ständig etwas Neues angehen, um dies nach kurzer Zeit wieder fallen zu lassen. Viele von ihnen tragen zwar den Wunsch im Herzen, etwas Großes aus ihrem Leben zu machen, sprechen sogar häufig darüber und sind fleißige »Liker« der unzähligen in den sozialen Netzwerken herumschwirrenden Lebenszitate. Welche davon nehmen sie sich aber wirklich zu Herzen oder setzen sie beständig in ihrem Leben um? Das sind leider meist Lippenbekenntnisse oder Strohfeuer.

Wissen Sie eigentlich, dass Sie ein besonderer Mensch sind, da Sie beharrlich dieses Programm durchziehen? Ich muss Ihnen wirklich meine Anerkennung aussprechen. Sie gehören zu den Top Ten, den oberen 10 Prozent, die Durchhaltevermögen haben, da Sie wissen, dass Beharrlichkeit ein wichtiges Prinzip für Erfolg ist. Wenn Sie schon eine Zeit lang der Anleitung dieses Buches folgen, haben Sie sicher schon einige positive Veränderungen wahrgenommen und sind auch verdientermaßen stolz darauf. Das Leben erscheint Ihnen plötzlich in viel helleren Farben, und morgens steigen Sie mit Schwung und voller Tatkraft aus dem Bett, wo Sie früher gerne den Wecker nochmals auf eine halbe Stunde später gestellt haben. Sie lernen vielleicht auch leichter neue Leute kennen, oder weit jüngere Menschen betrachten Sie auf einmal als interessanten Gesprächspartner und fühlen sich von Ihnen angezogen.

Spüren Sie die neue Zufriedenheit, weil Sie wissen, dass Sie tatsächlich jeden Tag etwas besser werden.

Überlegen Sie einmal: Um wie viel besser, erfolgreicher und glücklicher sind Sie dann erst in einem Jahr? Sie denken ab sofort nicht mehr in der Kategorie »Älter werden«, sondern in täglichem persönlichem Wachstum – Ihrem Lebenszweck – und neuer Erfüllung.

Nun, da Sie schon so weit gekommen sind, und natürlich auch dann, wenn Sie wieder einen Erfolg zu verzeichnen haben oder ein positives Feedback aus Ihrer Umgebung bekommen, sollten Sie sich belohnen. Die Zeit der Belohnung sollte sich aber auch abwechseln mit Zeiten, in denen Sie einfach mit Ihren erreichten Zwischenzielen oder einer erfreulichen Rückmeldung zufrieden sind und sich darüber freuen.

Wie wäre es, wenn Sie einmal in einer Belohnungsliste aufstellen, was Sie gerne machen oder auch seit Langem mal wieder tun wollen, sozusagen eine Auswahl, aus der Sie dann nach Lust und Laune Ihr »Entgelt« herausnehmen? Viele erfolgreiche Menschen, die genau wissen, was ihnen in ihrem Leben Freude bereitet, haben eine solche Übersicht.

Mit jeder Belohnung motivieren Sie sich zusätzlich und tun vor allem eines: einmal mehr Ihr Leben feiern und genießen, so, wie Sie es vielleicht zuletzt in Ihren jungen Jahren gemacht haben.

Wie wäre es zum Beispiel, wenn Sie mal wieder eine Party mit Ihren alten Freunden organisieren?

Jede Belohnung sollte aber angemessen sein. Wenn Ihnen Ihre Ehefrau oder Freundin sagt, wie jugendlich und dynamisch Sie neuerdings wirken, ist das sicher noch kein Grund für eine siebentägige Kreuzfahrt. Aber vielleicht kommt der Anstoß dazu ja schon bald. Möglicherweise, wenn Sie aufgrund Ihres formidablen Einsatzes für Ihr Unternehmen einen besonderen Erfolg erzielen konnten, der Ihnen einen Extrabonus eingebracht hat? Gute Gründe werden in Bälde in den verschiedensten Lebensbereichen entstehen, freuen Sie sich darauf!

Sie haben sich selbst aus »Zeitgründen« schon lange nicht mehr belohnt und wissen gar nicht mehr, wie das geht? Kein Problem. Beschenken Sie sich regelmäßig mit etwas, was Sie normalerweise nicht so oft tun, auch mit Kleinigkeiten, die Ihnen Spaß machen. Besondere Augenblicke sind auch schon Belohnungen und versüßen das Leben. Teilweise sind es Dinge, die keinen Cent kosten, aber auch gewisser Luxus gehört dazu. Nachfolgend habe ich Ihnen eine bunte Belohnungsliste zusammengestellt. Vielleicht ist etwas dabei, was Sie in Ihre eigene Liste aufnehmen möchten. Natürlich können Sie diese Liste auch gerne ergänzen.

Ihre persönliche Belohnungsliste

- nach wie vor beliebt und in kleinen Mengen durchaus erlaubt: Süßigkeiten, etwa Schokolade (gerade auch dann, wenn Sie Ihr Figur-Programm erfolgreich durchziehen)

- ein Restaurantbesuch, allein, zu zweit oder mit all Ihren Lieben

- shoppen ohne konkrete Kaufabsicht (z. B. eine neue Handtasche, neue Schuhe, Blumen, ein neues Buch)

- stundenlanges Stöbern und Schmökern in einer Buchhandlung

- ein Schaumbad nehmen

- ein Dampfbad- oder Saunabesuch

- ein Kinobesuch

- ein Konzertbesuch

- drei Tage Auszeit nehmen ohne jegliche Verpflichtungen

- Schlittschuh laufen

- ein Verwöhnwochenende

- Kurzurlaub

- einen Tag richtig faulenzen

- eine lange Schlittenfahrt bei Vollmond mit Einkehr in einer Berghütte

- übers Wochenende ein Cabriolet leihen

- ein ausgiebiges Frühstück mit der Familie

- eine Massage

- ein neues Motorrad kaufen oder wie früher wieder Vespa fahren

- bei schönem Wetter eine Ballonfahrt über die Alpen machen

- Picknick am Strand

- eine Party organisieren

- frühmorgens an einen Badesee fahren, baden, lesen und genießen

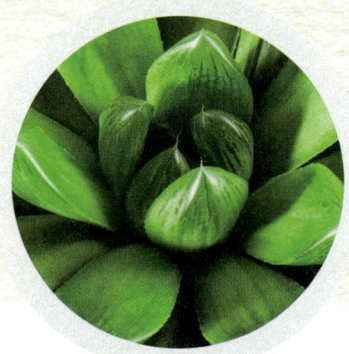

Eigene Ergänzungen:

-
-
-
-
-
-
-
-

Und vor allem: Loben Sie sich selbst. Sagen Sie sich, dass Sie stolz auf sich sind, und freuen Sie sich auf das, was noch alles kommen wird und was Sie in Ihrer wiedererlangten jugendlichen Frische erleben werden.

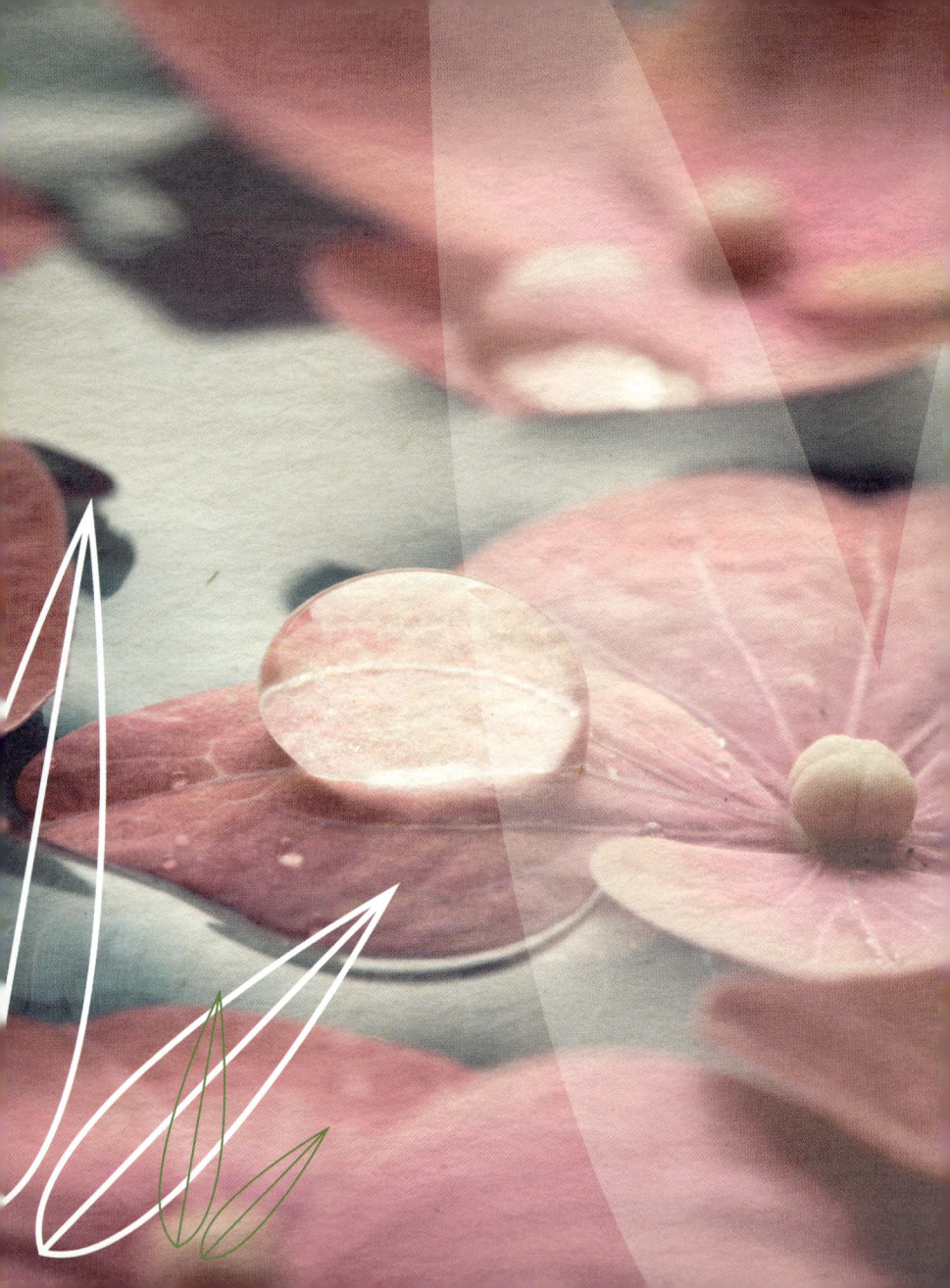

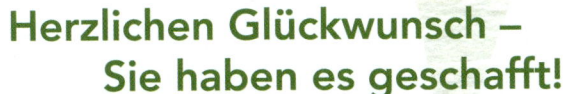

Herzlichen Glückwunsch –
Sie haben es geschafft!

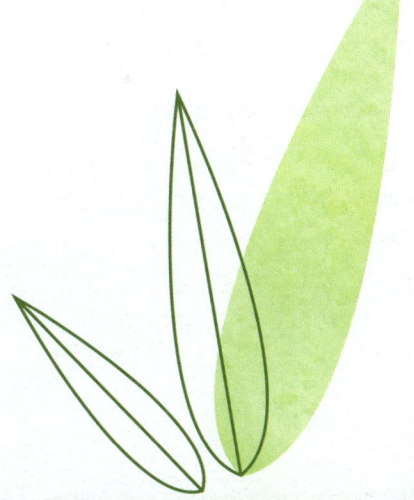

Die Einstellung der ewig Jungen und Erfolgreichen – Der Selbsttest

Nun möchte ich Sie einladen, eine kleine Bestandsaufnahme zu machen und Ihnen dazu eine kurze Checkliste vorstellen, anhand derer Sie prüfen können, inwieweit Sie die Grundsätze der Schriftrolle verinnerlicht haben und auch schon (wieder) wie ein Jugendlicher bzw. Junggebliebener handeln und denken.

Sie können den Test jederzeit während der acht Wochen durchführen, idealerweise aber vor dem ersten Lesen der Schriftrolle und nach den acht Wochen. Überprüfen Sie auf diese Weise Ihre beeindruckenden Fortschritte!

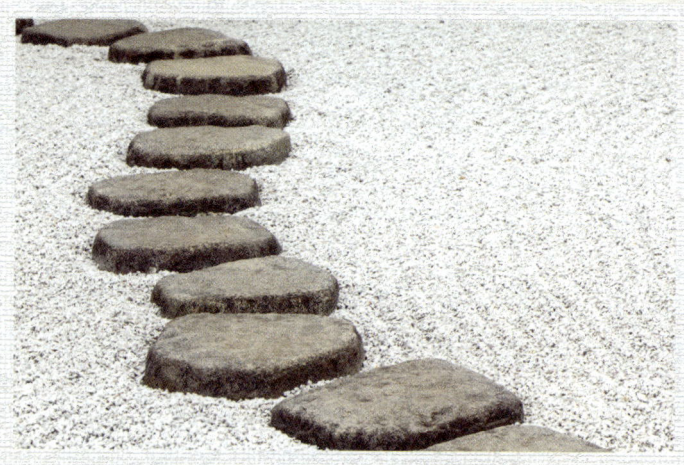

Checkliste Ihrer jugendlichen Eigenschaften

ja / nein

1. Lieben und genießen Sie das Leben aus vollem Herzen? ☐ ☐

2. Führen Sie ein spannendes Leben? ☐ ☐

3. Können Sie sich an neue Trends anpassen? ☐ ☐

4. Entfalten Sie Ihre eigenen Fähigkeiten? ☐ ☐

5. Sind Sie selbstbestimmt und unabhängig? ☐ ☐

6. Können Sie sich durchsetzen? ☐ ☐

7. Haben Sie den starken Wunsch, sich selbst zu verwirklichen? ☐ ☐

8. Möchten Sie etwas bewegen und leisten? ☐ ☐

9. Sind Sie verantwortungs- und pflichtbewusst? ☐ ☐

10. Haben Sie das Bedürfnis, aktiv anderen Menschen zu helfen? ☐ ☐

11. Streben Sie finanziellen Erfolg an oder möchten Sie diesen ausbauen? ☐ ☐

12. Sind Sie ehrgeizig? ☐ ☐

13. Möchten Sie häufiger tun und lassen, was Sie wollen? ☐ ☐

14. Kleiden Sie sich sportlich? ☐ ☐

15. Tragen Sie gerne Markenkleidung oder Markenschuhe, insbesondere von Sportartikelherstellern? ☐ ☐

16. Sind Ihnen gutes Aussehen und eine gute Figur wichtig? ☐ ☐

17. Verfolgen Sie ein Fitnessprogramm oder Sind Sie Mitglied in einem Sportverein? ☐ ☐

18. Sind Sie in den sozialen Netzwerken aktiv? ☐ ☐

19. Interessieren Sie sich für technische Neuerungen? ☐ ☐

20. Sprechen Sie häufig über Ihre Ziele? ☐ ☐

21. Haben Sie motivierende Pläne für die Zukunft? ☐ ☐

22. Sind Sie mit Ihrer Beziehung und Ihrem Sexualleben zufrieden? ☐ ☐

23. Haben Sie schon morgens den Drang, den Tag richtig auszukosten? ☐ ☐

24. Sehen Sie sich gerne spannende Filme und Sportsendungen an? ☐ ☐

25. Hören Sie gerne Musik oder spielen Sie selbst ein Instrument? ☐ ☐

Kreuzen Sie an oder halten Sie Ihre Ja-Antworten gedanklich fest. Zählen Sie nun die Anzahl Ihrer Ja-Antworten zusammen. Haben Sie 20 Fragen oder mehr damit beantwortet? Gratulation! Ich hatte Ihnen ja auch großen Erfolg versprochen.

Wenn Sie die Checkliste, wie weiter vorne empfohlen, vor Beginn des Programmes durchgegangen sind und nun – nur acht Wochen später – Ihr Ergebnis vergleichen, werden Sie vielleicht sogar laut »Wow!« ausrufen. Diese Entwicklung hätten Sie vielleicht nicht erwartet, oder?

Sie können diese 25 Fragen natürlich jederzeit um weitere Kriterien ergänzen, von denen Sie meinen, dass sie wichtige Eigenschaften bzw. Verhaltensweisen vitaler Menschen in ihrer Blütezeit sind.

Charakteristisch ist auch, dass junggebliebene Menschen anstatt über Ihre »Zipperlein« oder eher seltenen Krankheiten hauptsächlich über ihre Hobbys, Freunde, neue Bekanntschaften und Ziele sprechen.

Dies kommt natürlich nicht von ungefähr, denn sie haben ja aus ihrer Sicht noch so viel Leben vor sich und brauchen sich über negative Themen wie altersbedingte Hemmnisse im Bewerbungsprozess oder künstliche Gelenke noch keine Gedanken zu machen.

Gehen wir also auch als »Generation 50 plus« doch einfach zu Recht davon aus, dass wir noch einige Jahrzehnte vor uns haben. Toll, was wir daraus noch alles gestalten können, nicht wahr?

Zum Abschluss oder Neubeginn

Sie haben also das Programm acht Wochen durchgehalten? Herzlichen Glückwunsch! Nun möchte ich Sie bitten, Ihre Aufzeichnung von S. 82 herzunehmen.

Wie würden Sie Ihre heutige Einstellung zum Alter beschreiben. Wie sehen Sie Ihre Zukunft und Perspektiven?

Wie steht es um Ihren wichtigsten Wunsch für die nächsten 12 Monate? Sind Sie auf Kurs? Was haben Sie bereits zu seiner Erfüllung unternommen?

Erkennen Sie den Fortschritt, den Sie nach nur acht Wochen zu verzeichnen haben? Ich wette, Sie sind selbst über Ihre Entwicklung, die Änderung in Ihrer Einstellung und Ihre neuen Gewohnheiten überrascht. Wenn nicht, vergleichen Sie doch nochmals die Checkliste des vorherigen Kapitels mit Ihrer Situation vor Antritt der acht Wochen.

Nun, da Sie längst nicht mehr zu denjenigen gehören, die sich um Ihren Alterungsprozess und Ihre zweite Lebenshälfte Sorgen machen müssen, will ich Ihnen das Folgende ans Herz legen:

Leben ist lebenslanges Lernen. Der Sinn, den wir von unserem Schöpfer mit auf den Weg bekommen haben, ist die fortwährende persönliche Entwicklung. Wer sich aktiv entwickelt, wird als Belohnung reichlich Wohlstand und Erfüllung erfahren.

Daran sollte man dann immer wieder einmal mit Freude auch andere Menschen teilhaben lassen, um als »Quelle des Guten« ebenso deren Leben zu bereichern.

Daher mein Ansporn an Sie: Machen Sie weiter: Heute, mit 60 Jahren und auch noch mit 75! Lesen Sie weitere inspirierende Sachbücher und auch spirituelle Literatur, und kommen Sie immer wieder auf dieses Programm zurück. Setzen Sie sich immer neue Entwicklungsziele.

Sie werden sehen, dass Sie durch die wiederholte Durchführung dieses Programms auf ein immer höheres Niveau getragen werden und Ihre Begeisterung dafür Ihr weiteres Leben prägt. Der Erhalt der jugendlichen Frische ist längst zu einem natürlichen Bestandteil Ihrer selbst geworden.

Sie gehören zu den glücklichen Menschen, die den Weg ihrer Bestimmung gehen und gleichzeitig wertvolles, ewiges Wissen und Lebensfreude in diese Welt tragen. Sie sind ein weiteres Licht in unserer Schöpfung. Sie werden von Tag zu Tag besser und besser.

Alles Gute auf Ihrem Weg!

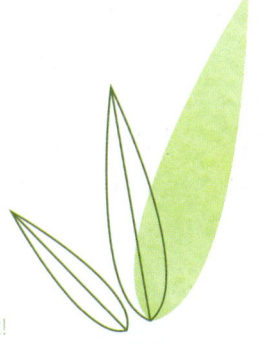

Persönliche Notizen

Hier können Sie eigene Ideen und Aktivitäten erfassen, die Ihnen durch dieses Buch in den Sinn gekommen sind.
Viel Spaß dabei und bei der Umsetzung!

Über den Autor

Christof Steinhauser, ausgebildeter Betriebswirt mit zusätzlicher psychologischer Qualifikation, ist Autor mehrerer Sachbücher für Selbstverwirklichung und Mitglied der Geschäftsleitung eines Technologiekonzerns, in dem er die Bereiche Finanzen und Personal verantwortet.

Seit mehr als 20 Jahren befasst sich der in der Schweiz lebende Deutsche mit psychologischen und energetischen Methoden und Praktiken wie NLP, Reiki, Meditation, Quantenheilung und der Kampfkunst Taijiquan.

Im Zuge seiner langjährigen eigenen Erfahrung und Praxis entwickelte er ein Programm für ganzheitliche Gesundheit, persönliches Wachstum und wirkungsvolle Verjüngung über mental-spirituelle Techniken. Gemäß den Grundsätzen der alten daoistischen Mönche Chinas, die für ihre Langlebigkeit bekannt waren, lebt auch Christof Steinhauser nach der Lebensregel der »Ganzheitlichen Ernährung von Körper, Geist und Seele«.

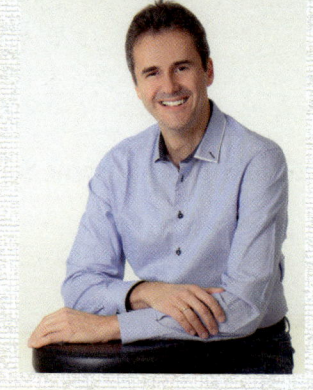

www.christofsteinhauser.com

142

Bildnachweis

Bilder von der Bilddatenbank www.shutterstock.com:
Hintergründe: Papier: # 130557848 (© Flas100), # 263333468
(© Anton Krutashinskiy), Wasserfarbe: # 237834079 (© Anastasi-
aSonne), # 245178682 (© Asymme3)
Weitere: S. 5/8 # 144413839 (© Dynamicfoto), S. 15 # 111610946
(© huafeng207), S. 21 # 49182295 (© optimarc), S. 24 # 257807827
(© iamfay321), S. 38 # 438716386 (© kanchana tipmontian), S. 43
439146580 (© aphotostory), S. 52 # 450266569 (© Thefotoso-
loNo1), S. 56 # 519704290 (© VICHAILAO), S. 65 # 244298536
(© Gita Kulinitch Studio), S. 76 # 83147149 (© Gunnar Pippel),
S. 81 # 90447742 (© Pan Xunbin), S. 98 # 453070024 (© Kerdkan-
no), S. 100 # 364824185 (© Perfect Lazybones), S. 108 # 324673247
(© aphotostory), S. 119 # 95694679 (© Shi Yali), S. 124 # 226193995
(© odd-add), S. 130 # 393923059 (© Goncharov_Artem), S. 132
113628670 (© Kati Molin), S. 134 # 169696088 (© Sakarin Sawas-
dinaka), S. 144 # 519918391 (© jannoon028)

Bild auf S. 105 © Stefanie Sahner

Schmuckelemente (Blätter) auf allen Seiten: © Silja Bernspitz,
Schirner

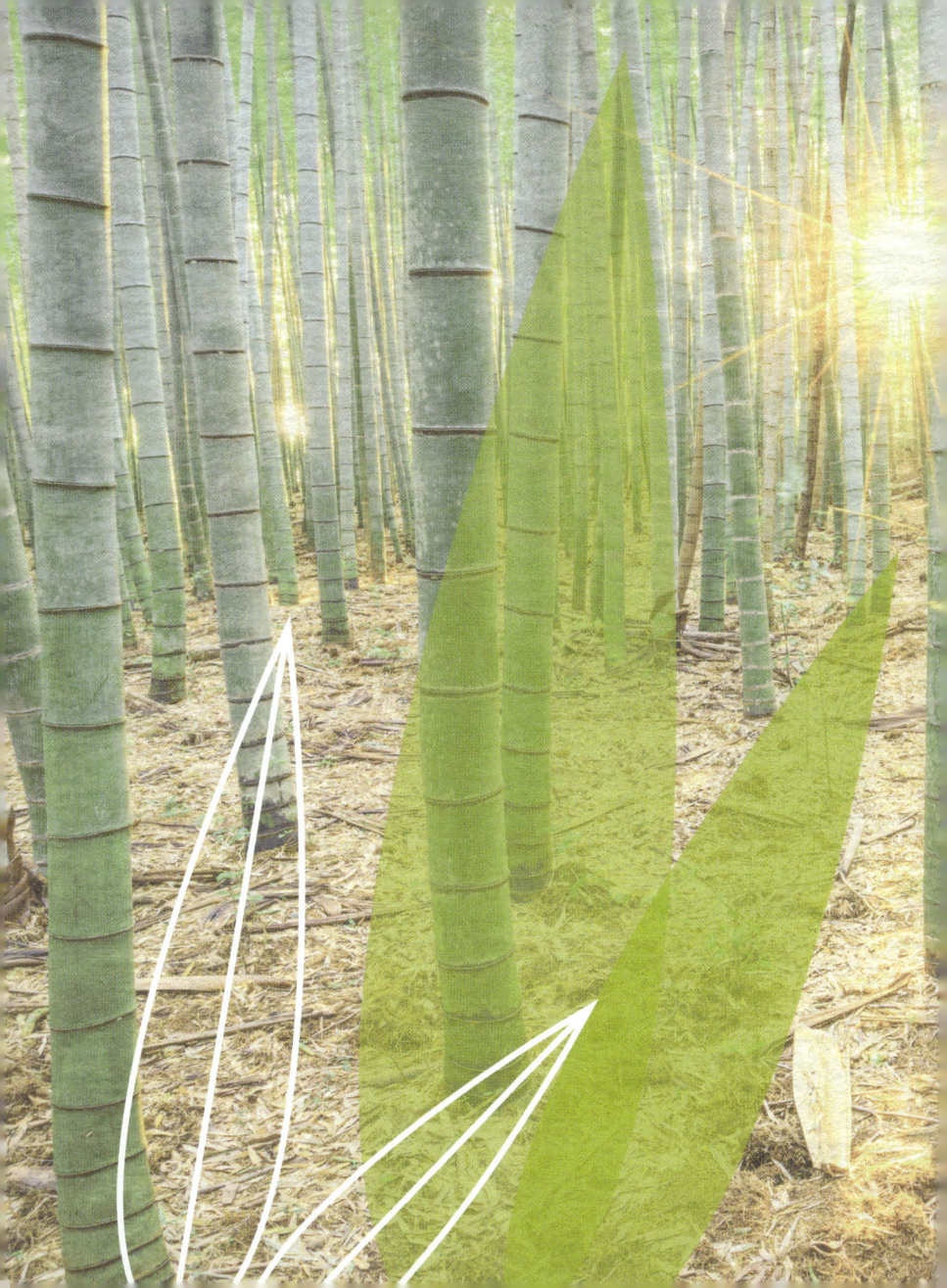